全国中医药行业高等教育"十四五"创新教材

高等中医药院校中医经典选读系列教材

中医养生学经典选读

（供中医学、中医养生学等专业用）

主　编　侯江红　吕沛宛

全国百佳图书出版单位

中国中医药出版社

·北　京·

图书在版编目（CIP）数据

中医养生学经典选读/侯江红，吕沛宛主编.
北京：中国中医药出版社，2025.3.--（全国中医药行
业高等教育"十四五"创新教材）（高等中医药院校中医
经典选读系列教材）.
ISBN 978-7-5132-9399-0

Ⅰ.R212
中国国家版本馆 CIP 数据核字第 2025FJ9804 号

中国中医药出版社出版
北京经济技术开发区科创十三街 31 号院二区 8 号楼
邮政编码　100176
传真　010-64405721
北京盛通印刷股份有限公司印刷
各地新华书店经销

开本 787×1092　1/16　印张 14　字数 250 千字
2025 年 3 月第 1 版　2025 年 3 月第 1 次印刷
书号　ISBN 978－7－5132－9399－0

定价　62.00 元
网址　www.cptcm.com

服 务 热 线　010-64405510
购 书 热 线　010-89535836
维 权 打 假　010-64405753

微信服务号　zgzyycbs
微商城网址　https://kdt.im/LIdUGr
官 方 微 博　http://e.weibo.com/cptcm
天猫旗舰店网址　https://zgzyycbs.tmall.com

如有印装质量问题请与本社出版部联系（010-64405510）
版权专有　侵权必究

全国中医药行业高等教育"十四五"创新教材

高等中医药院校中医经典选读系列教材

编审委员会

全国中医药行业高等教育"十四五"创新教材
高等中医药院校中医经典选读系列教材

《中医养生学经典选读》编委会

前 言

2020 年教育部、国家卫生健康委、国家中医药管理局联合印发《关于深化医教协同进一步推动中医药教育改革与高质量发展的实施意见》，提出"推进中医药课程教材体系改革……提高中医学类专业经典课程比重，将中医药经典融入中医基础与临床课程"的要求。我校在 2022 年人才培养方案修订工作中，认真落实"先中后西、加大经典课程比重"的精神，在各专业设置中医药类经典选读系列课程。在中医学类专业已开设中医四大经典课程的基础上开设了专业经典选读课程，在中医学类专业之外的其他专业设置中医药经典导读课程，实现了我校中医药类经典课程的全覆盖。

为保证教学质量，学校组织编写了高等中医药院校中医药经典选读系列教材，该套教材包含《针灸推拿学经典选读》《中医康复学经典选读》《中医养生学经典选读》《中医儿科学经典选读》《中医骨伤科学经典选读》《中西医临床医学经典选读》和《中医药经典导读》等，分别应用于针灸推拿学、中医康复学、中医养生学、中医儿科学、中医骨伤科学、中西医临床医学专业和其他非中医类专业开设的经典课程教学中。

本套中医药经典选读系列教材主要用于我校本科生教学，同时适合其他中医药院校本科生和研究生教学使用，也适合中医药爱好者阅读使用。

在教材编写过程中，我们参考了其他高等院校的教材及相关资料。限于编者的能力与水平，本套教材难免有一些不足之处，还需要在教学实践中不断总结与提高，敬请同行专家提出宝贵意见，以便再版时修订完善。

河南中医药大学教材编审委员会
2024 年 10 月

编写说明

　　《中医养生学经典选读》是河南中医药大学组织编写的高等中医药院校中医药经典选读系列教材之一。中医养生学经典选读是中医药类高校中医学尤其是中医养生学专业的主要课程，本课程主要讲授中医养生经典条文，强化中医养生学经典课程教学，旨在加强中医养生经典教育，让学生们研读中医养生经典，掌握中医经典养生理论和方法，培养学生运用中医养生经典的能力，从而为中医养生学专业各门专业课程的学习奠定思想和知识基础。

　　本教材绪论部分主要介绍中医养生学的经典传承与发展简要，之后按照时代分界，从先秦、秦汉、魏晋南北朝、隋唐、宋金元、明清历代经典的重要养生篇目中精选原文进行分章介绍，共分18章，每章选取1部经典，对其代表中医养生思想、具有重要养生理论指导价值、认可度和传承性较高的原文进行解读，主要涉及道德养生、起居养生、饮食养生、四时养生、五脏养生、功法养生、沐浴养生、经络养生等不同类别。每章章首介绍该部经典的版本选择和内容概括、与养生相关的篇目及主要观点等，每章主体分为经典解读、学习与巩固两部分，其中经典解读部分包括"原文""词解""解析""养生应用"，学习与巩固部分包括习题、参考文献。本书针对使用对象，尽可能全方位、多角度提供学习素材。

　　本教材的编写分工如下：绪论由蒋维晏、吕沛宛编写；第一、二、三、六、十章由赵东丽编写；第四章由朱培一编写；第五章第一至四节分别由杨帅、张浩文、胡勇、娄政驰编写；第七章由何庆勇编写；第八章由郭存霞编写，第九章由李贞莹编写；第十一章由李少滨编写；第十二、十三章由边红恩编写；第十四章由张伟编写；第十五章由时明伟编写；第十六章由李欢编写；第十七、十八章由曲卫玲编写。另外，杨帅负责第一到九章、李欢负责第十到十八章的三审三校工作，赵东丽、朱培一负责先秦文稿校对工作，侯江红、吕沛宛负责全书编写的组织工作，养生经典的选文、核验及全书的审定工作。

本教材的编写蓝本依河南中医药大学医古文专家许敬生教授前期拟定的《中医养生古文选》目录而定，在此特别致谢！本教材编写工作得到了许敬生教授、陕西中医药大学张登本教授、江西中医药大学蒋力生教授、广州中医药大学刘焕兰教授的悉心指导，特此致谢！

《中医养生学经典选读》的编写工作得到全国中医药院校同行的高度重视和积极参与，教材编写实行主编负责制，历经多次学术论证、专家指导、审定稿会议、编委互审，以及主编、副主编多轮交叉审稿，但纰漏仍然难免，敬请广大师生、学者在使用过程中提出宝贵意见和建议，以便我们不断修订完善。

《中医养生学经典选读》编委会

2024 年 10 月

目 录

绪　论 ▷▷▷▷

．．．．．．．．．．．．．．．．．．．．

通过研究古代文献，我们能清晰地看到中医养生学从萌芽到发展、成熟的过程，中医养生学在漫长的历史中创造的思想理论、方法技术和积累的经验体悟，不仅传承着中华民族对人类生命现象、生命奥秘的探索精神，更是中医养生学学术传承发展、历久弥新的内在动力和根基。

一、先秦时期

先秦时期文献著作，是中国养生文化传承发展的根基，其养生理念的形成为养生学提供了思想指导，养生方法的积累为养生学防病治病提供了依据，饮食养生强调合理膳食对养生的重要性，这些内容是养生学发展的重要源流。

《尚书》是我国最早的一部历史文献汇编，被尊为"政书之祖，史书之源"。其内容的时代跨度从传说中的尧、舜时代一直到春秋时期，而其成书和编订也经历了漫长的过程，在先秦时期就已经存在并流传，对后世的文化、学术等产生了极为深远的影响。《尚书·洪范》提到"八政"，以"食"为首，强调了饮食对于维持生命和社会秩序的重要性，体现了重视合理饮食以养生的观念。《尚书·尧典》记载了尧命令羲和等人"历象日月星辰，敬授人时"，反映出古人对天文历法与自然规律的重视，隐含着人们顺应天时、遵循自然规律来养生的思想。虽然《尚书》不是专门的养生著作，但这些内容为后世中医养生学的发展提供了一定的思想基础。

周代，养生保健的观念更为普遍。《周易》强调"变通"，如"变通配四时"，体现出应顺应四季变化来养生的理念，提醒人们根据不同季节调整生活与行为；提出"君子以厚德载物"的道德养生，认为品德高尚、胸怀宽广有助于身心和谐，将道德修养与养生相联系。《周礼·天官冢宰》记载了"食医"这一官职，负责"和王之六食、六饮、六膳、百羞、百酱、八珍之齐"，注重饮食的合理搭配与营养均衡，以维护健康。《诗经》许多诗篇通过抒发情感来调节情志，如《关雎》等爱情诗，表达了人们对美好情感的追求，适度的情感抒发有利于情志的调畅，进而有益于养生。

《老子》一般被认为是春秋时期的作品，是道家学派的经典著作，主张人要顺应自然规律来生活养生，如"人法地，地法天，天法道，道法自然"；认为只有内心虚空、安静，才能更好地体悟道；过多的欲望会带来烦恼和痛苦，如"致虚极，守静笃"，"见素抱朴，少私寡欲"；避免因浮躁和贪念而损耗精神和身体。

《庄子·养生主》是战国中期庄子的作品，主张养生要遵循中正之道，顺应自然；提出"吾生也有涯，而知也无涯。以有涯随无涯，殆已"。《庄子·达生》探讨了如何养神以及生命与自然的关系等养生问题，提出了"形全精复，与天为一"等观点，强调保持身体和精神的完整，与自然和谐统一。

战国末年《吕氏春秋》提出"贵生""重生"思想，有诸多养生方法，如养精去邪、平静顺性、得情适欲、自制去害、食时有节、常运勤动等。

《五十二病方》是我国迄今发现最早的医学著作，虽主要是医方著作，但也涉及一些养生相关内容，如肚脐填敷涂药及角灸脐法等，对研究当时的养生实践有一定价值。

二、秦汉时期

这一时期，上承春秋战国诸子百家学术争鸣之遗绪，各种文化思想仍很活跃，道家思想、黄老之学，乃至神仙方术对当时的养生观念有着极大的影响，《老子河上公注》《淮南子》及司马迁《史记》，均有丰富的养生论述。

此时科学技术也大为发展，浑天仪、地动仪、候风仪等一批观测仪器相继发明。科学技术的进步，直接推动了古代医药学的发展，《黄帝内经》不仅奠定了中医的基础理论，也对中医的生命观、健康观、养生观展开了深入的讨论，从而构建起中医养生理论的框架。

另外，根据《汉书·艺文志》的记载，有房中养生著作8家186卷，神仙著作10家250卷，另有经方中的食疗养生书《神农黄帝食禁》7卷。这些著作均已亡佚，现在所能见到的汉代养生文献，除了《黄帝内经》和近年来出土的马王堆汉墓帛书外，在汉初成书的《淮南子》《春秋繁露》中也有丰富的养生论说。

三、晋唐时期

魏晋隋唐时期，由于方士盛行，佛道兴起，中医养生学在发展的过程中，充分吸收儒道佛及民间各流派的养生经验和理论，内容更为丰富和充实，呈现初步繁荣的局面。

晋唐 700 年间，涌现了不少养生学家，著名的有嵇康、葛玄、郑隐、葛洪、陶弘景、颜之推、杨上善、巢元方、王冰、王焘、胡愔、司马承祯、崔希范、施肩吾等。这一时期的养生著作亦大为增加，《隋书·经籍志》著录的一般养生著作 32 种，神仙服食类 34 种，服石解散类 12 种，食疗著作 10 种，共 88 种，占总著录的 1/3 强。《旧唐书·经籍志》所载的 110 家医书中，养生为 16 家，食疗为 10 家。《新唐书·艺文志》著录的养生著作有 38 种。以上三种经籍志或艺文志所著录的养生著作多已亡佚，现存的养生文献，主要有嵇康的《养生论》，葛洪的《抱朴子》，陶弘景的《养性延命录》，孙思邈《千金要方》《千金翼方》中的养生篇卷等。其中陶弘景《养性延命录》，是现存最早的养生专著，孙思邈则有《摄养枕中方》《孙真人摄养论》《道林养性》《存神炼气铭》等。在服食养生方面，收入《道藏》的著作就有《石药尔雅》《太清经断谷法》《太上肘后玉经方》《神仙服食灵草菖蒲丸方传》等几十种。

四、宋元时期

这一时期，理学兴起，丹道流行，使得调息静坐和气法内丹著作大量涌现，成为特色，著名的有朱熹的《调息笺》《朱子静坐法》，张伯端的《悟真篇》《金丹四百字》《玉清金笥青华秘文》等。张君房《云笈七签》的"秘要诀法部""诸家气法部""内丹诀法部""内丹部"载录有几十种气法内丹文献。

宋元时期的养生文献主要分两大类：一类是通论性的，或称综合性的，内容比较宽泛，往往囊括多家，包容众法，甚至具有类书的性质；一类是专门性的，内容相对集中，多就一种方法或一类方法展开介绍。专门性著作的大量出现，表明养生精致化、程序化发展的倾向，也是养生学繁荣发展的表现。

五、明清时期

这一时期不仅养生学的各种经验方法日臻成熟、丰富，而且养生的理论思想也更加完善、系统、周密。

1.综合性的养生著作、养生类书、丛书不断涌现，如高濂编纂的《遵生八笺》20卷，为明以前养生的集大成之作。胡文焕编纂的《寿养丛书》，收入养生著作34种。清代汪启贤《济世全书》、石成金《传家宝全集》、叶志诜《颐身集》等，都是有名的养生丛书。此外，在一些综合性丛书中，也兼收多种养生著作，如《夷门广牍》《学海类编》《海山仙馆丛书》等，乃至《道藏》《续道藏》《道藏辑要》等道教丛书，都收有大量的养生文献。类书如《永乐大典》《古今图书集成》，养生资料十分丰富。

2.社会各界重视养生保健，各种养生专著层出不穷，著名的有王文禄的《医先》，胡文焕的《类修要诀》，朱权的《臞仙神隐》，铁脚道人的《霞外杂俎》，万全的《养生四要》，冷谦的《修龄要旨》，龚廷贤的《寿世保元》，龚居中的《福寿丹书》，黄克楣的《寿身小补》，尤乘的《寿世青编》，汪昂的《勿药元诠》，徐文弼的《寿世传真》，王士雄的《随息居饮食谱》等。

3.导引按摩等以形体运动为主的健身术经过历代的总结、改造，更加规范、更加程式化，有的形成固定的套路法势，广为流传。佚名的《古仙导引按摩法》，罗洪先的《仙传四十九方》，周履靖的《赤凤髓》，无名氏的《易筋经》《内外功图诀》等，都是图文并茂的导引书籍。著名的导引术如八段锦、十二段锦、十六段锦、五禽戏、六字诀法、易筋经十二势、陈氏太极拳等，成为后世经久不衰的经典健身术。

4.老年保健及食疗著作相继出现，如徐春甫的《老老余编》，曹庭栋的《老老恒言》，颜伟的《寿人经》及卢和的《食物本草》，章穆的《调疾饮食辨》等。

5.明清两朝，养生形成风尚。许多文人学士亦儒亦医，或弃儒入医，转而讲求养生之道，尤其是王阳明心学一派，普遍实施调息静坐之法，对当时读书人影响很大。此外，高濂、袁黄、胡文焕、宋诩、石成金、陈士元、曹庭栋等文人，不仅崇尚养生，而且均有著作传世。许多医生既是临床大家，亦是养生有成者，如张景岳、孙一奎、李时珍、龚廷贤、徐春甫、万全、龚居中、徐大椿、尤乘等人，对养生多有著述。

六、近代和当代时期

近代以来，随着西方医学的传入和中西文化的交融，中医养生学在继承传统的基础上，逐渐与现代科学相结合，形成了更加系统化和科学化的养生理论体系。

在近代，尤其是清末至民国时期，中医养生学在面临西方医学冲击的同时，也迎来了新的发展机遇。例如，张锡纯（1860—1933 年）在其著作《医学衷中参西录》中，结合中西医理论，主张将中医与西医的理论和方法相互借鉴、融合。在养生思想方面，他既重视传统中医的养生理念，如强调顺应自然、调节情志、饮食有节等，又结合西医的一些生理、病理知识来阐述养生的原理和方法。

当代中医养生学不仅注重传统养生方法的传承，还结合现代生活方式，提出了许多适应现代人需求的养生方案。例如，王琦教授的《中医体质学》系统阐述了体质与养生的关系，提出了"辨体施养"的理念，为个性化养生提供了理论依据。此外，近年来出版的蒋力生《中医养生学》等著作，系统总结了中医养生的理论与实践，为当代人提供了科学的养生指导。

总之，中医养生学是中华民族智慧的结晶，其理论体系和实践经验历经千年而不衰，至今仍具有重要的指导意义。通过学习中医养生学经典著作，我们不仅可以汲取先贤的养生智慧，还能结合现代科学知识，探索适合当代人的健康生活方式，顺应时代需要，守正创新，广泛应用在预防、保健、医疗、康复等健康领域。

第一章 《老子》养生经典节选 ▷▷▷▷

本文选自《新编诸子集成》丛书之王弼注《老子道德经注校释》（中华书局 2008 年版）。据《史记·老子韩非列传》记载，老子姓李，名耳，字聃，楚国苦县 厉乡曲仁里（今河南省鹿邑县）人，春秋时期思想家、道家学说的创始人。老子曾 做过周朝"守藏室之史"（管理藏书的史官），孔子曾向他问礼，后因周朝衰微而隐 退，西至散关（今陕西省宝鸡市），关令尹喜请他著书，遂著《老子》上、下篇，言 道德之意五千余言，探讨自然、哲学、社会、文化等多方面的内容。《老子》，又 名《道德经》，是道家学派的代表著作，共81章，分上、下两篇，以"道"为核心。 老子将"道"提升至最高哲学范畴，兼有宇宙本源和自然规律等义，提出"道生 一，一生二，二生三，三生万物"，"人法地，地法天，天法道，道法自然"。《老子》 历代注本很多，较重要的早期注本有魏时王弼的《老子注》和后人假托"汉河上公" 所撰的《老子章句》。

本章选录了《老子》中的三章。第七章从天地能够长久的原因探讨，指出因不追 求自身生存，所以能够长生。圣人将自身置之度外，不汲汲于自身，才能身体长存， 成就自己。第八章以水喻道，指出其"利万物""不争""处众人之所恶"等特点，并 提示生活中也要以此为原则，从居处、心境、交友、言语、为政、行事等方面顺应此 道。第十二章指出外在物欲的诱惑，会对身体和品行造成伤害，所以应当放弃放纵奢 靡、有害身心的生活，而选择一种清心寡欲的生活。这些内容对养生都有启示。

一、《老子》三则解读

【原文】

第七章

天长地久。天地所以[1]能长且久者，以其不自生[2]，故能长生。是以圣人后 其身而身先[3]，外其身而身存[4]。非以其无私邪[5]？故能成其私[6]。

【词解】

（1）所以：表缘由。连词，从结果探求原因。

（2）以其不自生：因为它不为自身生存。以，因为。

（3）后其身而身先：将自身置之于后，反而能占先。

（4）外其身而身存：把自身置之度外，却能保存自己。

（5）非以其无私邪：不正因为其没有私欲吗？无私，无私欲。邪，同"耶"。

（6）成其私：成就自己。

【解析】

　　天地之所以长久，老子认为是它们"不自生"，即不只追求自身的生存。而圣人也是将自身置之度外，才真正成就了自己。天地因天然的状态而长生，人也应处于一种本然状态，不要汲汲于个人得失才能保全自己。"不自生"并不是要否认自身生存，而是强调不要一味为了自身生存而恣意妄为。圣人也是如此，不去追求竞争，总是处于后、外的状态，最终反而能身先、身存。老子认为，想要获得生命延续，执着地追求长生，将自身放在所有事物之前，生命反而无法真正长久，只有保持恬淡的心境，具有无私的利他精神，才能真正保全自身。

【养生应用】

　　老子主张的无为心境和利他精神在养生中有积极的意义。首先，养生需要的是一种恬淡虚无的身心状态，而不是竞争之心，如若每天生活在竞争对比中，总是关注自己和别人的差别，必然难以做到清心寡欲，最终耗损心神而造成对生命的毁伤。其次，利他最终利己，无私才能成其私，心地宽广才能成就自身理想。古代很多医家如陶弘景、孙思邈、李杲、朱丹溪等人，广泛施舍丹药，为百姓祛除疾病，自己也获长寿。他们之所以能生命长久，正是因为不心心念念于个人得失，不拘泥于对自身生命的挂牵，把自己的心境放宽。正如嵇康《养生论》中所说，"清虚静泰，少私寡欲"，"无为自得，体妙心玄"，"遗生而后身存"，才能真正获得养生的效果。

【原文】

第八章

上善⁽¹⁾若水。水善利万物而不争⁽²⁾，处众人之所恶⁽³⁾，故几⁽⁴⁾于道。居善地⁽⁵⁾，心善渊⁽⁶⁾，与善仁⁽⁷⁾，言善信⁽⁸⁾，正善治⁽⁹⁾，事善能⁽¹⁰⁾，动善时⁽¹¹⁾。夫唯不争，故无尤⁽¹²⁾。

【词解】

（1）上善：最上乘的善，至善。与世俗所谓"善"不同。

（2）不争：帛书甲本、北大本作"有静"，帛书乙本作"有争"，"争"乃"静"之假借，故帛书甲本、北大本为"有静"。

（3）众人之所恶：指卑下之处。人一般厌恶出身低微。

（4）几：近。

（5）居善地：居处选择合适的地方。善，宜。下同。

（6）心善渊：心境宜沉静。渊，沉静。

（7）与善仁：交友宜相亲相爱。王弼本作"与善人"，帛书乙本、北大本作"予善天"。与，交友。

（8）言善信：言语应真实可靠。信，真实，不虚伪。

（9）正善治：为政追求清平安定。治，安定太平。

（10）事善能：行事应能尽己所长。

（11）动善时：行动选择合适的时机。

（12）夫唯不争，故无尤：正是因为不争，所以才无过失。唯，副词，此处表原因。尤，过失。

【解析】

老子认为最上乘的善就像水一样，滋润万物，遍予无私，万物皆赖其生存，而水又不与万物争利。水最终流向低处，而这正是众人所不愿身处的境地。水的这种特点最接近道。人处事或许也可遵循此道。居处选择合适的地方，而不是居于利益的中心；心境时刻保持平和宁静，而不是受利益驱使而躁动不止；与别人打交道能秉持真心相亲相爱，而不是将利益放在第一位。不与其他人争利，所以才能言语诚信，政治清平，可以尽己所能做事，也能行动选择真正合适的时机。这一切都是在不争的基础上才能实现，因此也不会带来任何过错。

【养生应用】

水利万物而不争的特点，对养生也有启发。养生先养心，养心才是养生的关键，中医有"药养不如食养，食养不如精养，精养不如神养"的说法，古人将养生又称为养性。正因为利益与我们密切相关，所以才能时刻扰动我们的精神，只有内心真正放开，不把利益放在首位，甚至不去争利，才能心胸开阔，时刻保持心情宁静。古人对此早有认识，如《伤寒杂病论》序中说"竞逐荣势，企踵权豪，孜孜汲汲，惟名利是务"，最终"忘躯徇物，危若冰谷"。《养生论》中也有"知名位之伤德，故忽而不营"的说法。这些都告诉我们，外在的利益损伤身心，只有不戚戚于内心，不去迫切营求，才是"善养生者"。

【原文】

第十二章

五色⁽¹⁾令人目盲，五音⁽²⁾令人耳聋，五味令人口爽⁽³⁾，驰骋畋猎⁽⁴⁾令人心发狂，难得之货令人行妨⁽⁵⁾。是以圣人为腹不为目⁽⁶⁾，故去彼取此⁽⁷⁾。

【词解】

（1）五色：黄、青、赤、白、黑。此指世间斑斓的色彩。

（2）五音：宫、商、角、徵、羽。此指动听的音乐。

（3）五味令人口爽：丰盛的食物，使人舌不知味。五味，即酸、苦、甘、辛、咸。此指丰美的食物。爽，损伤，伤败。

（4）驰骋畋猎：纵马疾驰打猎。驰骋，即纵马疾驰。畋猎，打猎。以上"五色""五音""五味""驰骋畋猎"皆代指放纵的生活。

（5）行妨：品行受到损害。行，品行。妨，伤害，损害。

（6）为腹不为目：为了饱腹不为追求声色娱乐。此指圣人只求满足基本的身体需求，而不追求奢靡的生活。

（7）去彼取此：摒弃"为目"，选择"为腹"。此指摒弃物欲诱惑，而选择清净无欲的生活。

【解析】

五色、五音、五味……，自然界中这些纷繁的外物到底对人类是一种怎样的作用？是来满足身体和生活的基本需求，还是依从欲望去追逐的对象？到底是物为我用，还是我为物役？遵从欲望驱使，不懈地追寻外物，只会丧失本心，使自己形神俱疲，所以应"为腹不为目"，做到恬淡养生，才能不为欲望所累。

【养生应用】

现在是一个物质极为丰富的时代，能够满足我们很多的物质需求，但也会带来很多疾病。如为满足玩乐之欲，每天看手机、看电脑、刷视频，熬夜不止，导致眼疾增多，睡眠不好；为满足声音的享受，耳机音乐震耳欲聋，导致耳聋耳鸣；为满足口味的多样与极致，饱食多食，各种味道轮番尝试，导致口味败坏，最终伤及脾胃等。本来外在事物能够让生活变得更好，现在反而导致肥胖、三高、糖尿病、痛风等更多疾病的发生。这是物质本身的问题吗？还是我们对待外物的态度使然？所以，我们应该使外物为我所用，了解世界，保养身体，怡情养性，而不是受欲望支配，丧失自我。

二、学习与巩固

【习题】

1. 你是怎么理解无私才能成其私的？试说明。

2. 在现代社会中，你认为怎样才能做到心境平和养生？试讨论。

3. 怎样看待欲望与身心正常需求的关系、正确认识二者关系对养生的意义？该怎么做才能对养生有利？

【参考文献】

1. ［魏］王弼注，楼宇烈校释. 新编诸子集成·老子道德经注校释［M］. 北京：中华书局，2008.

2. 陈鼓应著. 老子注译及评介［M］. 北京：中华书局，2009.

3. 任继愈著. 老子绎读［M］. 北京：国家图书馆出版社，2015.

4. 李晓英. 试论老子之"善"［J］. 文史哲，2015，10（05）：33-41.

5. 马菱蔚.《老子》养生思想研究［D］. 兰州：西北师范大学，2022.

第二章　《论语》养生经典节选 ▷▷▷▷

　　本文选自《十三经清人注疏·论语正义》（中华书局 1990 年版）。孔子（前551—前 479 年），名丘，字仲尼，春秋时期鲁国陬邑（今山东省曲阜）人。先世是宋国贵族。孔子周游列国而不被重用，致力于整理文献和聚徒讲学，是我国古代影响极大的思想家、教育家，儒家学说的创始人。孔子的思想核心是"仁"，提出"仁者爱人"的思想，在教育方面提出"有教无类"等主张。

　　《论语》是研究孔子学说的主要资料，由孔子弟子及再传弟子辑录而成，主要以语录体和对话体形式记载了孔子及其弟子的言行。《论语》成书于战国初期。汉初所传有《古论语》《齐论语》《鲁论语》三种，其中《古论语》21 篇出于孔子旧宅夹壁中，用古文字写成，由孔安国作训解。西汉末年，安昌侯张禹据 20 篇《鲁论语》并参考《齐论语》编出定本，称为《张侯论》。东汉郑玄合《张侯论》与《古论语》，作《论语注》，是为今本《论语》，东汉列为七经之一，南宋朱熹将之与《大学》《中庸》《孟子》合为《四书》，为官定读本。《论语》注本很多，主要有三国魏何晏的《论语集解》、北宋邢昺的《论语注疏》、南宋朱熹的《论语集注》和清代刘宝楠的《论语正义》等。今人杨伯峻的《论语译注》和钱穆的《论语新解》也有很大的参考价值。

　　本文选录了《论语》中与养生相关的内容，列为三则。第一则选自《乡党》篇，记录了孔子的日常饮食起居之道，指出孔子对饮食的选择和对起居细节的重视，说明孔子的卫生意识，值得今人借鉴。第二则选自《雍也》篇，从爱好、性格等方面对知者与仁者进行描述，我们从中可以体悟"仁者寿"的原因及道德对养生的意义。第三则选自《季氏》篇，孔子结合人体气血发展情况，对君子在少年、壮年、老年不同阶段应谨慎之事提出告诫，也给我们以警示。

一、《论语》三则解读

【原文】

《论语·乡党》节选

齐⁽¹⁾，必有明衣⁽²⁾，布⁽³⁾。齐必变食⁽⁴⁾，居必迁坐⁽⁵⁾。

食不厌精⁽⁶⁾，脍不厌细⁽⁷⁾。食饐而餲⁽⁸⁾，鱼馁而肉败⁽⁹⁾，不食。色恶，不食。臭恶⁽¹⁰⁾，不食。失饪⁽¹¹⁾，不食。不时⁽¹²⁾，不食。割不正⁽¹³⁾，不食。不得其酱，不食。肉虽多，不使胜食气⁽¹⁴⁾。唯酒无量，不及乱⁽¹⁵⁾。沽酒市脯⁽¹⁶⁾不食。不撤姜食⁽¹⁷⁾，不多食。

············

食不语，寝不言。

虽疏食菜羹瓜祭，必齐如⁽¹⁸⁾也。

【词解】

（1）齐：同"斋"。后同。古代于祭祀前，需做一番身心清洁工作，即"斋"或"斋戒"。

（2）明衣：斋戒期间，沐浴后所穿的洁净的衣服。

（3）布：以布，即用布所做的。赵翼《陔余丛考》："古时未有棉布，凡布皆麻为之。"

（4）齐必变食：斋戒时一定要改变平常的饮食。指不饮酒，不吃蒜、韭、葱类有刺激气味的食物，以示郑重。

（5）居必迁坐：指从内室迁到外室居住，不和妻妾同房。

（6）食不厌精：粮食不嫌舂得精，即越精越好。厌，足，满。下同。

（7）脍（kuài）不厌细：鱼肉不嫌切得细，即越细越好。脍，细切的鱼肉。

（8）食饐（yì）而餲（ài）：饐、餲，皆指食物因放置时间过长而腐坏变味。

（9）鱼馁（něi）而肉败：此指鱼肉等食物不新鲜。馁，指鱼的腐烂。败，指肉的腐烂。

（10）臭（xiù）恶：气味不好。臭，气味。

（11）失饪：烹调不当。饪，烹调制作饭菜。

（12）不时：有两说，一指不是当季的时候（指食品不当季，如冬天的西瓜等），一指不是该当吃食的时候（指吃饭不在餐食的时候）。《吕氏春秋·尽数》："食能以时，身必无灾。"

（13）割不正：宰杀生物、切割肉食不是按照一定的方法。

（14）不使胜食（sì）气（xì）：不使（肉食）超过吃主食的量。气，同"饩"，粮食。

（15）乱：酒醉。

（16）沽酒市脯（fǔ）：买来的酒和干肉。沽、市，皆买也。脯，熟肉干。

（17）不撤姜食：古人认为姜辛而不荤，对身体有益，故食毕不撤去，亦合礼节。

（18）齐如：庄重恭敬貌。如，助词，用作词尾，相当于"然"，用于描摹状态。

【解析】

饮食是供给身体营养、维持生长发育、保证生命生存必不可少的条件。饮食得宜，可以增进健康，延年益寿。古人很早就认识到饮食的重要作用。本部分内容讲孔子的饮食起居，说明对饮食的一些要求，如食物讲求精细，不食用腐败的食物，饮食在合适的时间，食物有适宜的烹调手法，配伍得当，肉与主食的配比恰当等。此外，还提到了饮酒问题，饮食卫生问题，重视姜的作用和节制饮食等方面。在起居方面，主要有衣食调摄及起居时所应注意的事项。《论语》这些内容对我们日常的饮食起居养生有重要的启发。

【养生应用】

本则提出饮食起居与养生的问题。

首先，应注意饮食卫生问题，不食用不洁或腐败的食品。食物不卫生或腐败，会刺激肠胃，导致腹痛、腹泻等胃肠症状，长期食用还有可能造成慢性中毒，甚至致癌。所以，对食物的选择很重要，一定要选择新鲜洁净的食物。

其次，饮食须当时，包含两方面的内容，食物当季和定时进食。强调食用当季的食物，一则与食物本身有关。自然界赋予不同时期的食物以不同的功效，在合适的季节才能顺应天地之气而有相应效果，若违背自然规律，则食物本身不仅味道不好，品质也差。一则与人体自身有关，食用当季食物对身体有益，否则会形成伤害。如西瓜性寒，夏季食用可清热解暑，秋冬季节食用则会损伤阳气。定时进食，指按照相应的时间进餐，养成好的饮食习惯。三餐定时对身体有益。如早餐一般在

7点到9点，正是胃气运行的时间，过了这个时间或者不吃早餐，不但容易感觉疲倦、精神不振，长期下去还有可能引发糖尿病、结石等疾病。

再次，食物的烹调手法与配伍问题。不同食物有相匹配的烹调手法，现代研究认为烹调不当，不仅可能损害食物中的营养成分，还可能产生致病因素。如新鲜的黄花菜有毒，须开水煮透方可烹饪；四季豆含有亚硝酸盐等，会对胃肠造成刺激，一定要炒熟后再吃；鱼肉烹调时间须把握好，太短或太长都易导致营养成分的流失；一些食物油炸时间过长会产生致癌物……食物只有经过适合的烹调，才能给身体提供足够的营养。食物配伍，扩展开来，包括食物的搭配比例，不同食物间的配伍和食物调配因人而异等方面。不同种类食物的搭配，如文中所言"肉虽多，不使胜食气"，《素问·脏气法时论》中也有"五谷为养，五果为助，五畜为益，五菜为充，气味合而服之，以补精益气"的说法，不但指出谷物、果蔬、肉等食物类别间的关系，而且说明食物间配伍应以气味相合为度，才能补益精气。现代营养学也提出膳食金字塔理论，认为谷物粮食类食物应占很大比重，在金字塔最下层，第二层是水果和蔬菜，第三层是奶类制品，第四层为动物性食品如禽肉鱼等，最上层是油、盐和糖。这些研究与古人认识一致。药食同源，食物间配伍与药物配伍相近，有相须、相使、相畏、相杀、相恶、相反等，如百合炖秋梨，清肺热的同时养肺阴，有清肺滋肺的功效，为相须。古人对这些内容有较多描述，如食用螃蟹须蘸姜汁醋，以缓解蟹的寒凉之性，体虚脾胃虚寒的人应少食或不食。这种认识在现代也很有价值。

最后，饮食过程中要"美其食"，如"食不言"，恭敬对待食物等。了解食物于人的价值，自然在进食时庄重严肃。认真吃饭也更利于身体对食物的消化与吸收。

【原文】

《论语·雍也》节选

知[(1)]者乐[(2)]水，仁者乐山。知者动，仁者静。知者乐，仁者寿。

【词解】

（1）知：同"智"，智慧。

（2）乐：一说读"lè"，释为"以……为乐"，喜好，爱好；一说读"yào"，官修韵书《广韵》专门为它定了个"五教切"的读音，合成今音读 yào，南宋儒学大师朱熹又把这个规范读音写进了《论语集注》。

【解析】

此则条文，孔子将智者、仁者的性格、爱好及结果列出，既有横向的比较，也有纵向的联系。首先，智者和仁者相比较，二者不同在于一动一静。动者喜爱水的变动不居；静者喜爱山的巍然屹立。水性清澈灵动，活跃多变而周流不息，正可应智者之动；山性安固不动，包罗万象，草木因生，鸟兽以赖，正如仁者之静。其次，智者之动、乐水与乐，仁者之静、乐山与寿，也产生纵向的联系。智者善于变通，没有困惑，故常乐；仁者心境平和安宁，不被外物所扰动，故可长寿。动者乐水，欢乐无忧；静者乐山，而长寿。

【养生应用】

此条提出"仁者寿"，指出道德修养对于养生的重要意义。为何仁者可获得长寿？从条文中看，与"静"与"乐山"有联系，保持心灵的宁静，心胸宽广包罗万物。或许还有更多可探讨的内容：如仁者爱人，关爱他人使自己心胸宽广；仁者忠恕，常为对方考虑，时刻保持心情愉悦；仁者善养浩然之气，正大刚直，外邪不易侵袭；仁者择仁而居，善于选择居住环境，使自己轻松愉快；仁者追求更高的精神境界，不贪求外物，虽清贫亦乐在其中……

【原文】

《论语·季氏》节选

君子有三戒：少之时，血气未定，戒之在色；及其壮也，血气方刚，戒之在斗；及其老也，血气既衰，戒之在得[1]。

【词解】

（1）得：孔安国注为"贪得"。杨伯峻认为"所贪者可能包括名誉、地位、财货在内"。李泽厚认为"得"为贪婪保守。方骥龄指出"得有足字义"，认为老年人"每多保守自满自足而不求进取，亦不可不戒也"。

【解析】

孔子提出，应在不同时期，根据自身情况而注意防备可能出现的问题。少年是身心发育的关键时期，机体发育很快，肾气初盛，但气血尚不稳定，容易心猿意马，此时要警戒对女色的迷恋。青壮年时期，身体发育成熟，气血旺盛，容易冲动，此时要警戒与人发生争斗。老年时期，气血渐衰，奋斗无力，常保守自足，此时要警戒安于现状而不思进取。

【养生应用】

本则内容指出，人在不同时期，针对可能出现的问题，应有的放矢进行养生。如少年时期、青壮年时期与老年时期，气血盛衰情况不同，出现的问题也不一样，采取的应对措施理当有所变化。这体现了因人而异的养生原则。除了人生不同阶段所应注意的情况不同，另如不同职业、不同性别、不同体质，也应有针对性地调养。

二、学习与巩固

【习题】

1.你认为饮食起居养生有哪些方面？试举例说明。

2.仁者为何能长寿？从"仁者"所包含的意义来探讨"仁者寿"。

3.中医是因人制宜的，养生也应当体现因人而异的情况。除了孔子所提出的"三戒"，你还能想到哪些因人而异的养生原则和方法？试着同学间互相交流。

【参考文献】

1.程树德撰，程俊，蒋见元校.新编诸子集成·论语集释［M］.北京：中华书局，2014.

2.［清］刘宝楠著，高流水校.十三经清人注疏·论语正义［M］.北京：中华书局，2016.

3.杨伯峻著.论语译注［M］.北京：中华书局，2009.

4.温长路.对《论语》食养思想的现代诠释［J］.中国中医药现代远程教育，2008，06（02）：188-191.

5.张建伟，李继明.《论语》中的中医养生思想［J］.成都中医药大学学报，2009，32（04）：14-16.

6.张积家，马利军.论中国古代的仁寿心理学思想［J］.中国临床心理学杂志，2018，26（03）：603-609.

第三章 《庄子》养生经典节选 ▷▷▷▷

　　本文选自《庄子集释》（中华书局 2013 年版）。庄子（约前 369—前 286 年），名周，战国时宋国蒙（今河南省商丘）人，曾做过蒙漆园吏。庄子作为道家学派代表人物，继承并发展了老子的思想，主张顺应自然，适己任性，向往无所依凭的自由境界。《庄子》一书，也称作《南华经》，现存 33 篇，其中《内篇》共 7 篇，《外篇》共 15 篇，《杂篇》共 11 篇。一般认为，《内篇》大体为庄子所著，《外篇》《杂篇》为其门人与后学所作。庄子的文章，汪洋恣肆，想象丰富，辞藻瑰奇，富于浪漫主义色彩，多使用寓言等形式，艺术风格独特，对后世影响很大。《庄子》隋唐前的早期注本，除郭象、陆德明、成玄英得以完整保存，其他皆散佚。宋明注本较少，着重于其哲学思想的研究。清末注解本有郭庆藩的《庄子集释》和王先谦的《庄子集解》。《庄子集解》较为简略。郭庆藩的《庄子集释》收录了郭象《庄子注》、成玄英《庄子疏》及陆德明《庄子音义》三书的全文，摘引清代王念孙、俞樾等的训诂考证，卢文弨的校勘，并附郭嵩焘及自己的见解，为研究《庄子》的重要资料。

　　本文节选了《庄子·外篇》中的三篇。《天地》篇由 14 个部分组成，延续了老子《道德经》的思想，指出人君当顺应天地自然之性，无为而治。《刻意》篇较短，指出修养的最高境界与方法。只有合于天道虚无恬淡，才会"忧患不能入，邪气不能袭"，"德全而神不亏"；弃绝悲乐、喜怒、好恶，不妄作不劳形，养神守神，才能精神纯粹，寝不梦，觉无忧。《达生》由篇首和 12 则寓言故事组成，主旨是探讨养神，指出能通达生命真义者，便会依顺万物之性，无为而自适，自然形体健全、精神饱满。庄子在"无为"的基础上，提出养生及养神的方法，可资借鉴。

一、《庄子》三则解读

【原文】

《庄子·天地》节选

　　且夫失性有五：一曰五色乱目，使目不明；二曰五声乱耳，使耳不聪；三曰五臭⁽¹⁾熏鼻，困傻中颡⁽²⁾；四曰五味浊⁽³⁾口，使口厉爽⁽⁴⁾；五曰趣舍滑心⁽⁵⁾，使性飞扬。此五者，皆生之害也。而杨墨乃始离跂⁽⁶⁾自以为得，非吾所谓得也。夫得者困，可以为得乎？则鸠鸮之在于笼也，亦可以为得矣。且夫趣舍声色以柴⁽⁷⁾其内，皮弁鹬冠⁽⁸⁾搢笏绅修⁽⁹⁾以约其外，内支盈于柴栅⁽¹⁰⁾，外重缪缴⁽¹¹⁾，睆睆然⁽¹²⁾在缪缴之中而自以为得，则是罪人交臂⁽¹³⁾历指⁽¹⁴⁾而虎豹在于囊槛⁽¹⁵⁾，亦可以为得矣。

【词解】

（1）五臭：膻、熏、香、鲑（腥）、腐五种气味，此代指所有气味。

（2）困傻（zōng）中（zhòng）颡（sǎng）：壅塞冲逆。困傻，壅塞不通。傻，堵塞。中颡，自鼻而上冲于额头。中，侵袭，伤。颡，额。

（3）浊：混乱。

（4）厉爽：伤害。此指受到伤害。厉，损害。爽，差失，伤败。

（5）趣舍滑心：取舍的欲念扰乱心神。趣，成玄英疏："趣，取也。"滑，迷乱，扰乱。《广韵·没韵》："滑，乱也。"

（6）离跂：跷起脚跟，形容用力的样子。成玄英疏："离跂，用力貌也。"跂，抬起脚后跟站着。

（7）柴（zhài）：阻塞，闭塞。

（8）皮弁鹬冠：指古时的冠冕。皮弁，以白鹿皮做成的冠。鹬冠，饰有鹬鸟毛的冠。成玄英疏："皮弁者，以皮为冠也。鹬者，鸟名，似鹜，绀色，出郁林，取其翠羽饰冠，故谓之鹬冠。"

（9）搢笏绅修：指古时的朝服。搢笏，即插笏。把笏板插在腰带上。古代大臣朝见君主时均执笏，用以记事备忘，不用时插在腰带上。笏，古代大臣上朝所拿手板，用玉、象牙或竹片制成。绅，古代士大夫束腰的大带。修，长裙。成玄英疏："缙，插也。笏，犹珪，谓插笏也。绅，大带也。修，长裙也。此皆以饰朝服也。"

（10）内支盈于柴栅：内心被栅栏塞满。支，塞。盈，满。柴栅，栅栏。

（11）缪缴（mò zhuó）：绳索。缪，绳索。缴，生丝线。《说文·纟部》："缴，生丝缕也。"

（12）睆睆（huàn huàn）然：极目远眺的样子。李颐注："睆睆，穷视貌。"

（13）交臂：反手捆缚。旧时罪犯双手被交叉绑在背后。司马彪注："交臂，反缚也。"

（14）历指：拶（zǎn）指。旧时一种酷刑。以绳穿五根小木棍，套入手指用力紧收。历，通"枥"。

（15）囊槛：圈槛。圈禁野兽的栅栏。囊，装，此指圈禁。

【解析】

庄子认为，应顺万物之性，无为而治。假如违背本性去追索声色臭味等外物，就会损害生命。一切努力追逐功名利禄者，看似有所得，其实不过让自己被欲望所困，像鸟被困于笼中无法自由。世人以利益取舍扰乱内心，以利禄追逐束缚形体，内如栏栅阻塞，外如绳索绑缚，将自身困于外物中而自以为得意。这种被桎梏而不自知的行为，犹如罪人被反绑双手，虎豹被圈禁于栏中还自感得意，真是让人既可怜又可笑。

【养生应用】

人生在世，很多时候可能因为外物束缚而丧失了本心，这也对养生不利。过分追逐外物，太过看重利益，导致心情随利益得失而忽上忽下，忽喜忽悲，损伤情志；不加节制的欲望，损伤形体，耗竭精气；心时刻被利益驱动，为外物所扰，耗损心神……一切养生的途径都被堵塞，即使再努力，又怎么能达到一定的养生效果呢？所以，内心正确认识外物及外在利益，看淡个人得失，看开功名利禄，才能有更好的生命体验。

【原文】

《庄子·刻意》节选

故曰：形劳而不休则弊[1]，精用而不已则劳，劳则竭[2]。水之性，不杂则清，莫动则平；郁闭[3]而不流，亦不能清；天德[4]之象也。故曰：纯粹而不杂，静一而不变，惔[5]而无为，动而以天行[6]，此养神之道也。

【词解】

（1）弊：疲困。

（2）精用而不已则劳，劳则竭：王叔岷校诠："'竭'上'劳劳则'三字，疑传写误衍，或浅人妄加。精用不已，何待言劳乎！《淮南子·精神训》：'形劳而不休则蹶，精用而不已则竭'，即袭用此文，正无'劳劳则'三字。"蹶，竭尽。竭，穷尽。《广韵·薛韵》："竭，尽也。"

（3）郁闭：闭郁。阻塞不通。

（4）天德：上天的德性。上天化育万物，且赋予万物自然秉性。

（5）恢（dàn）：淡泊，恬淡。

（6）动而以天行：行动皆秉持自然而行。以，衍字。天行，任自然而行。

【解析】

本段中提出养神之道。首先指出形体劳累不休就会疲困，精力使用不已则会枯竭，所以应顺应天道来养生。其次，以水来喻天道。水的本性，应该是清澈而平静的，如或混杂外物，或时常扰动，或壅塞不行，则不但无法澄清而且无法宁静。人之养生也应当顺应本性，精神纯粹不混杂，心情时刻保持平静而不被扰动，常处淡泊无为的境界，行动顺应自然规律。

【养生应用】

从本段内容中，我们可以找到对应的养生原则和方法。首先就是不要过度劳累。近年来由于社会转型，压力倍增，过劳死等情况逐渐增多。中国古代也非常重视劳累导致疾病的情况，俗语有积劳成疾的说法，《黄帝内经》中有"劳则气耗"的理论，中医有五劳七伤等病因的探讨，都在告诫我们要关注身体承受情况，不可过度劳累。不过度劳累，既要在行为层面有所体现，量力而行，也应在意识或精神层面有所认识，即庄子所言顺应人的本性，恬淡自适，不过度强求。很多时候压力下的劳作，外损形体，内耗心力。放松心情，保持心态的平静，不为外力时刻驱动，明了外物于人的真正意义，才不至于为物所困而疲于奔命。

【原文】

《庄子·达生》节选

达生之情(1)者，不务生之所无以为(2)；达命之情者，不务知(3)之所无奈何。养形必先之以物，物有余而形不养者有之矣；有生必先无离形，形不离而生亡者有之矣。生之来不能却，其去不能止。悲夫！世之人以为养形足以存生，而养形果不足以存生，则世奚足为哉！虽不足为而不可不为者，其为不免矣！

【词解】

（1）达生之情：通达生命的真义。情，实情，真相。

（2）生之所无以为："无以为"谓无可为。林云铭校诠："'无以为'，身外之物，无所用也。"宣颖解："为无益之养者，'生之所无以为'也。"

（3）知：乃"命"之讹。《弘明集·正诬论》引"知"作"命"，可从。

【解析】

本段文字是《达生》的篇首，在庄子"无为"思想的基础上来谈论养生中养神的重要性，是全篇主旨。下面12个寓言故事，都是围绕这一中心展开的。通达生命之真情本性的人，就不会致力于追求那些生命中无法达到或者无可奈何的事情，故应恬淡养生。世人皆知保养形体要依靠自然界中的外物，但若执着于外物，身心为之消耗，则物虽有余而形体亦不养。生命离不开形体，但若强求形体的保全，则形体未消逝而生命已死亡的情况也是存在的。生命的到来无法推却，生命的离去也无法阻止，所以，为何不安时处顺而淡泊自适呢？世人只认为养育形体便可保存生命，如若果真养形不足以存生，那世上还有什么事情值得去做呢？不值得做又不得不去做，那其中的辛苦便可想而知了。

【养生应用】

养生，首先应了解生命，通达生命的本质状态。生命具有自然的规律性，其到来和离开不以人的意志为变化，所以我们应淡然地看待生死，坦然地应对生死。这对养生具有重要的意义。有的人看似非常重视养生，每天关注身体的变化，出现一点小问题就紧张不已，无法淡定，到处寻医问药，这其实是对养生不利的。《达生》篇指出："夫醉者之坠车，虽疾不死。骨节与人同而犯害与人异，其神全也，乘亦不知也，坠亦不知也，死生惊惧不入乎其胸中，是故迕物而不慑。"正是由于心中没有恐惧，醉酒者坠车，后果才没有一般人严重。其中还描述了一则故事，齐桓公畋猎中见到鬼，因而生病，数日不出。皇子告敖说，他是因恐惧而伤害了自己，鬼怎么能伤害人呢？并告诉他所见到的鬼名为委蛇，见到的人将会成为霸主。桓公与他聊天，不到一天病就好了。这些都告诉我们，恐惧本身就能产生疾病。所以，放松心情，看淡生死，或许才更利于养生。

庄子提出人须依赖外物而生存，但又须脱离世俗的羁绊，达到自由自在的生命境界，这才是生命的本真状态。所以本篇中提出应做到弃世，心中不执着于世俗生活，不为世俗所牵绊，则形体不会因追索而劳累，精神气血不亏损，才能长寿。正如《养生论》所说："外物以累心不存，神气以醇泊独著，旷然无忧患，寂然无思虑。又守之以一，养之以和，和理日济，同乎大顺。"

二、学习与巩固

【习题】

1. 为何道家一再强调"五色""五声""五臭""五味"等对人体的影响，并认为它是"生之害"？试讨论说明。

2. 在现代社会中，如何能做到"不过劳"呢？试思考并讨论。

3. 庄子所认为的"生之情"或生命的真义是什么？这种认识对于养生有何意义？试阐述。

【参考文献】

1. ［清］郭庆藩撰，王孝鱼点校. 庄子集释［M］. 北京：中华书局，2013.

2. 陈鼓应著. 庄子今注今译［M］. 北京：中华书局，2009.

3. 杨国荣著. 庄子内篇释义［M］. 北京：中华书局，2021.

4. 徐良. 庄子的养生美学思想［J］. 辽宁大学学报，2021，49（03）：15-24.

5. 吴胜景，王菊. 自然、寡欲、本性、自由：庄子的四重生命观念［J］. 湖北社会科学，2022，221（11）：102-107.

6. 罗祥相. "达命"还是"安命"？——庄子"命"论精神新探［J］. 中国哲学史，2016，02（01）：20-27.

第四章　《吕氏春秋》养生经典节选 ▷▷▷

　　本章选自"中华经典名著全本全注全译丛书"《吕氏春秋》（中华书局2022年版）。《吕氏春秋》是先秦时期重要典籍之一，由秦相国吕不韦及其门下儒客集体编著。其思想体系以儒道为主，但亦兼及墨法之说。

　　吕不韦（？—前235年），濮阳（河南省北部）人，为阳翟（今河南省禹州市）富商，家累千金。秦始皇称帝后，尊不韦为相国，号称仲父。

　　《吕氏春秋》成书于秦王政八年，全书共26卷，160篇，分八览、六论、十二纪，故世又称《吕氏春秋》为《吕览》。该书以儒家思想为主导，以道家思想为基础，同时兼及法、墨、阴阳诸家，保存了先秦时期各学术流派的思想遗迹。

　　《吕氏春秋》中关于医学卫生方面的知识，主要集中在《本生》《重己》《贵生》《情欲》《尽数》《达郁》等篇。对于人体养生它有一个总的指导思想，就是取利舍害。

第一节　《孟春纪第一·本生》养生经典

　　本文选自《吕氏春秋》中的《孟春纪第一·本生》。《本生》篇说："利于性则取之，害于性则舍之。"这是人与自然界要协调统一的整体观念的体现。由于本书的编著具有一定的政治背景，所以常可见到用治国之道喻治身之理，或用治身之理喻治国之道的情况。全书文字简练，含义深长，其中所涉及的养生理论及方法，至今仍有其现实意义。

一、《孟春纪第一·本生》解读

【原文】

始生之者，天也；养成之者，人也。能养天之所生而勿撄⁽¹⁾之谓天子。天子之动也，以全天为故者也⁽²⁾。此官之所自立也。立官者，以全生也。今世之惑主⁽³⁾，多官而反以害生，则失所为立之矣。譬之若修兵者，以备寇也。今修兵而反以自攻，则亦失所为修之矣。

【词解】

（1）撄（yīng）：违背。

（2）天子之动也，以全天为故者也：天子的行为应以保全天性为准则。动，所作所为；全，顺也；天，指天赋予人的天性或生命；故，事也。

（3）主：谓王也。

【解析】

《吕氏春秋》"十二纪"中6篇论养生的篇章不是各自独立的，它们以首篇《本生》篇为纲，构成了一个完整的、具有内在逻辑、统一性的理论。它的养生特点是"全天"与"全德"并重。前者是在身物关系中思考如何获得个人生命的保全和完善；后者则是在身国关系中，寻求治身与治国的统一。

"轻物重生"亦是《吕氏春秋》养生观的最高原则，这是由人性本能的朝向——养生的目的所决定的。其一，人的生命是天所授予的，所谓"始生之者天也"，所以人有义务去保养它，"养成之者，人也"，天赋的生命意味着人并没有权力去随意处置它，只有赋予人生命的"天"才有权力处置人的生命，人唯一能做和应该做的就是养护生命。其二，生命是目的，而物只是用来保养生命的凭借。所以孰轻孰重是显而易见的。那些重物轻生的行为，就好像为了换帽子而砍掉头颅，为了换衣服而杀掉身躯一样。

本段先以立官治国为例，示人顺应自然赐予的天性和生命是养生的根本。天子应该取法天地，协调好自然、人事的关系，调动起臣民群体的积极性、主动性，使之各司其职，各尽其能。古时天子设官立职是为保全生命，而"今世之惑主"设立官职却反而损害了生命，这便失去立官之本，犹如修整兵器是为了防备敌寇，如果修筑工事却使自己消亡了，那就失去了修筑的本来意义了。令人叹息的是，秦始皇修筑长城，虽然使中原地区免遭游牧民族的骚扰，抵制外部少数民族的入侵，保护了中原农耕的文明，但是另一方面浪费了国家大量的钱财和资源，给无数的百姓带来苦难和沉重的徭役负担，激发了人民的反抗，引起阶级矛盾加剧，加速了秦王朝的覆灭。

【养生应用】

养生越来越得到大家的重视，不管是年轻人还是老年人，都有独属于自己的养生方式，都能在各自的养生方式中收获健康和快乐。养生的基本原则是效法天地，符合自然阴阳和人体的生命规律。我们要"养天之所生而勿撄之"，就要适应自然的规律。譬如：在阴盛的季节里，我们要注意保护阳气。在阳盛的季节里，我们就要释放一些阳气。晚上是神气内敛，休息的时间，我们要闭目睡觉让阳入于阴，休息好了，白天阳气才能更好地提供能量，支持我们学习、工作。

但是养生也不能进入误区。比如运动养生，一些初始者对于锻炼的热情很高，每天锻炼，甚至连续运动几个小时，认为这样锻炼自身身体素质提升得更快，其实这样的安排是不合理的，锻炼时间过长，精力不集中就容易出现损伤。利用各种运动项目锻炼的人群，也应控制好运动和中途休息的时间，避免运动过度，运动强度并非越高越好。尤其是身体本身基础不是那么好，并且身体上有一些疾病等因素导致比较虚弱，这时就应该进行一些简单的锻炼，强度比较低一些为好。比如老人阳气不足，就不适宜冬季着背心短裤户外运动，或者冬泳。老人心肺功能下降，不宜做长期大量的无氧运动，更忌逞强斗勇，耗散阳气。这样的做法，失其本心，不就是"多官而反以害生，则失所为立之矣"吗？

【原文】

夫水之性清，土者抇[1]之，故不得清。人之性寿，物者抇之，故不得寿。物也者，所以养性[2]也，非所以性养[3]也。今世之人，惑者多以性养物，则不知轻重[4]也。不知轻重，则重者为轻，轻者为重矣。若此，则每动无不败。以此为君，悖；以此为臣，乱；以此为子，狂。三者国有一焉，无幸必亡[5]。

【词解】

（1）扣（gǔ）：搅浑，搅乱。

（2）性：生命。

（3）性养：用生命供养外物。

（4）轻重：轻，喻物。重，喻身。

（5）无幸必亡：言其国必亡，无可幸免也。

【解析】

"夫水之性清"是说水本来应该是清的，泥土使它浑浊；"夫人之性寿"这是说人的生命本可以长久，外物使之迷乱。本段论述了养生者切不可"不知轻重"，如果轻重倒置，以轻为重，以重为轻，"则每动无不败"。世间愚人多为外物所惑，重物轻生，"以性养物"，对物质享受贪求不已，是不知人重物轻，持这种态度行事，结果必然导致伤生亡国，无论做什么，没有不失败的。如果为人之君，则与治国之道相悖；如果为人之臣，则会败乱纲纪；如果为人之子，则会狂妄不孝，都会失败。作者的这些议论，是为规劝骄奢淫逸的君主而发的，其思想主要源于杨朱一派的"贵己"学说。

生命既然如此宝贵，那么如何保养呢？在人的基本欲望满足了之后，如何不使之进一步发展成为贪婪、过分的欲望呢？需要认识到，外物本应是供养生命的，损耗生命去追求它，属于分不清轻重，舍本逐末。过度追求物质享受，只会造成对生命的伤害。《吕氏春秋》主张顺应自然、清静无为，趋利避害。人和自然就其本性来说是一致的，人们只要顺应自然，与之保持一致，就能健康长寿。

【养生应用】

美国著名社会心理学家马斯洛认为，人类的欲望由低到高，可以分为5个层次，即生理需求、安全需求、社交需求、尊重需求、自我实现。欲望是生命的本能，是生命存在和繁衍的必要条件。耳欲听、眼欲看、舌欲尝，这些都是人最基本的感官欲望，需要在一定程度上得到满足。但若是放纵自己的嗜欲，则会在极大程度上伤害自身。

欧阳修在《伶官传·序》中总结了后唐庄宗李存勖因宠爱乐工伶人以致国破身亡的历史教训，感慨道："智勇多困于所溺。"智勇双全的人也可能沉迷于自己喜欢的事物。其实每个人都有其所擅长的一面，但如果被所沉湎的事困住了，智勇就会无法展露。所以说，只有不玩物丧志，才能永远立于不败之地。

物欲横流的现代社会，处处都是诱惑。要多一些对自我的把持，多一些自律，所谓"无欲则刚"，减少了不必要的欲望，才能避免成为自身欲望的牺牲品。将欲望转化为事业所需的责任心和进取心，淡泊名利，才能成就大事业。有位哲人说过，只做该做的事，你就快要成功了。

【原文】

今有声于此，耳听之必慊(1)已，听之则使人聋，必弗听。有色于此，目视之必慊已，视之则使人盲，必弗视。有味于此，口食之必慊已，食之则使人喑(2)，必弗食。是故圣人之于声色滋味也，利于性则取之，害于性则舍之，此全性之道也。世之贵富者，其于声色滋味也，多惑者。日夜求，幸而得之则遁(3)焉。遁焉，性恶得不伤？

【词解】

（1）慊（qiè）：满足，惬意。

（2）喑（yīn）：哑。

（3）遁：通"循"。《说文》："循，顺行也"，这里指没有节制。此句指"顺所求得声色滋味之乐之流而行忘返也。"

【解析】

声音、图像、味道，作为人所感知的对象是客观存在的，但人们的感知又具有主观能动性，其接受是有选择的。人的天生欲望是合理的、应该得到满足的，而过度的欲望又会贻害无穷，如何才能调和这两者之间的矛盾呢？不在于欲望本身，而在于遵循天性，做到"利于性则取之，害于性则舍之"（《本生》）。圣人对于声音、颜色、滋味这些东西，有利于生命的就取用，有害于生命的就舍弃，这才是顺乎生命本性的规律的选择，才不会颠倒是非。

自古富贵之人都想长寿，寻求各种各样所谓的长生不老的仙丹妙药，但也只能是水中捞月。只有在日常生活中修节止欲，才能得到身心的康泰，损害健康的种种不利因素大致归纳为"三患"。要想保持健康，还得摆脱这"三患"。

对比圣人和富贵愚人在对待声色滋味上的不同态度，指出圣人本着趋利避害的原则行事，故能保全生命；可富贵愚人却日夜追求感官享受而不加节制，故此伤身害命。接着将这层意思加以推阐，认为不仅声色滋味如此，万事万物无不尽然，用以害生，则"生无不伤"，用以利生，则"生无不长"。两种做法，结果迥异，从而引发人们思考。

【养生应用】

对生命的利与害是人们趋避的行为依据，这种对待生命的态度，符合养生观念和原则。《吕氏春秋》一书运用"避害趋利"的宣讲方式从人们的衣着、饮食、居住环境的选择等各个方面尽能其详。

魏晋养生家嵇康提出了影响养生的五大难点，"养生有五难：名利不去为一难，喜怒不除为二难，声色不去为三难，滋味不绝为四难，神虑精散为五难"。克服这五难，养生也就自然成功了。第一，名利乃身外之物，如果绞尽脑汁，日夜钻营，这是舍本逐末，必将导致心力交瘁，百病丛生。第二，情绪的波动也会扰动脏腑的安宁，使之功能失去平衡，大喜伤心，大怒伤肝，没有平和的心态，谈养生是没有意义的。第三，娱乐活动和性生活本来是可以愉悦身心、增进情感的，可是贪恋娱乐，甚至通宵达旦地唱歌喝酒，房事也不节制，那么这种"愉悦"就变成激发人放浪形骸、寻求刺激、追求肉欲的魔鬼，让人损精耗气，精神涣散，血气激荡，发生虚损的疾病。第四，口腹之欲是当前阻碍养生的头号障碍。"天食人以五气，地食人以五味"，本来人应该更亲近天地自然，饮食清淡才能更好地品味和接收天地赐予我们的五味精微，可是现代人追求厚味的刺激，使人的味觉越来越不敏感，因而就需要更多的味觉刺激，于是滋生了高血压、糖尿病、冠心病等"富贵病"。"饮食自倍，肠胃乃伤"，所以对口感、厚味的追求，直接影响养生的效果。第五，思虑不能过度，精神不能分散。心神就像身体的君主一样，是发号施令的，心神在哪里，精气就在哪里，心神总是在外，处心积虑，斤斤计较，患得患失，压力过重，想事太多，精气就会耗散于外而不能滋养身体，从而导致正气不足，外邪入侵，疾病纠缠，何谈养生啊！这五难存在，虽然心里希望长寿，口里诵着至理名言，吃的是山珍海味，可是不修炼操行、不改变不良习惯，怎么能长寿呢？牢记这五难的危害并去除陋习，那么顺应自然之道的信心日益增加，道德情操日益完备，不求福报自有善果，不求长生而生命自然会延长，这才是养生最大的要旨。

【原文】

万人操弓，共射一招⁽¹⁾，招无不中。万物章章⁽²⁾，以害一生，生无不伤；以便⁽³⁾一生，生无不长。故圣人之制万物也，以全其天也。天全，则神和矣，目明矣，耳聪矣，鼻臭⁽⁴⁾矣，口敏矣，三百六十节⁽⁵⁾皆通利矣。若此人者，不言而信，不谋而当，不虑而得；精通乎天地，神覆乎宇宙；其于物无不受也，无不裹也，若天地然；上为天子而不骄，下为匹夫而不惛⁽⁶⁾。此之谓全德之人。

【词解】

（1）招：射的目标，箭靶。

（2）章章：繁盛的样子。

（3）便：利。

（4）臭（xiù）：这里指嗅觉灵敏。

（5）三百六十节：指人的周身所有关节。阴阳五行学说认为，人的关节总数为三百六十五，与周天三百六十五度相应。这里是取其整数。

（6）惛（mèn）：通"闷"，忧闷。

【解析】

《吕氏春秋》把天地自然的运行规律和个人的养生，以及社会的治乱、国家的存亡联系起来。其养生论的特点是"全天"与"全德"并重：前者是在身物关系中，思考如何获得个人生命的保全和完善；后者则是在身国关系中，寻求治身与治国的统一。

天地万物繁盛，皆有其定序之象，用之不当会伤害生命，用之得当也可以养护生命。所以圣人制约万物，用以养育人的生命，以体现"万物并育而不相害，道并行而不相悖"之旨。通过制约利用万物来修养身形，而后能够"天全"，"天全"则感官、精神都处于完善的状态，眼睛就明亮了，听觉就灵敏了，嗅觉就敏锐了，口齿就伶俐了，全身的筋骨就通畅舒展了。这样的人不用说话就能取信于人，不用谋划就做得合适，不用思考就处事得当。精神能够与天地宇宙相感通，能够包容和承受所有的事物，而且无论外在条件如何，都能够保持内心的平和，这样的人可被称为"全德之人"。由此可见，"全德"显然已经是《吕氏春秋》养生论的最终阶段。

【养生应用】

健康乃生命之本，生命乃事业之本。万物芸芸，金钱、权力、香车、锦衣，样样诱人，不可逐物迷性，甚至伤生害性。《吕氏春秋》提出了许多具体的符合"顺性适欲"的养生行为。如它在《孝行》篇里明确提出"养有五道"，对养生之道作了具体的解说。这五道分别是：一、修葺宫室，安整床笫，节制饮食，是保养身体的方法；二、建立五种颜色，铺设五种色彩，陈列花纹图案，是保养眼睛的方法；三、调正音韵六律，调和音乐中的五声，把八音阶结集，是保养耳朵的方法；四、煮熟五谷，烹调六畜，调和味道，是保养舌的方法；五、面容温和，言语和悦，行为进退恭谨，是培养意志的方法。这可说是相当具体的养生细则了，涉及感官、形体、心志的各个方面。它提倡人们体悟这些养生之道，并在生活中认真地践行。这才是真正的善于养生。

我国历史上有许多大思想家都把修炼德行放在养生的重要位置，甚至看成"养生之根"。孔子提出"德润身""大德必得其寿""仁者寿""修以道，修道以仁"等观点。孟子提出了"爱生而不苟生"的积极养生观，把仁义看得高于生命。历代养生学家都十分注重道德的养生价值，在日常生活中培养自己宅心仁厚、重义轻利、乐善好施的德行，做一个真正德高望重的人，必然福寿延年。修德，善先行，以善为本，不做坏事恶事。德高寿自长的理论已经得到实践证明。资料显示，大凡长寿者，多德高望重。

【原文】

贵富而不知道，适足以为患，不如贫贱。贫贱之致物也难，虽欲过之，奚由？出则以车，入则以辇，务以自佚⁽¹⁾，命之曰"招蹶⁽²⁾之机"。肥肉厚酒，务以自强，命之曰"烂肠之食"。靡曼皓齿⁽³⁾，郑卫之音⁽⁴⁾，务以自乐，命之曰"伐性之斧"。三患者，贵富之所致也。故古之人有不肯贵富者矣，由重生故也；非夸以名也，为其实也。则此论之不可不察也。

【词解】

（1）出则以车，入则以辇，务以自佚：高诱注曰："人引车曰辇。出门乘车，入门用辇，此骄佚之务也。"（《吕氏春秋训解》）。佚（yì），同"逸"，逸乐。

（2）蹶（jué）：病名，这里指脚不能行走。

（3）靡曼皓齿：指美色。靡曼，皮肤细腻。皓，洁白。

（4）郑卫之音：春秋战国时郑、卫两国的民间音乐。从孔子"放郑声""郑声淫"起，古人历来都视之为淫靡之音、亡国之音。

【解析】

本段告诫人们要正确对待声色滋味，过则为害，进而指出声色滋味乃养生之"三患"，而"贵富"是产生"三患"的根源。据此告谕"贵富者"，切勿骄奢淫逸，否则将有杀身亡国之祸。富贵而不知养生之道，反而会招致种种祸患，倒不如安守贫贱，以爱重生命了。这些议论大概是针对时弊而发，意味深长地暗示君王显贵们要本生重命。文字简洁清新，比喻生动易晓，意旨含蓄宏富，促人思之慎之。

如果不懂得节制情欲，一味放纵，沉湎于物质享受，就会招来祸患：如它把"肥肉厚酒"称之为"烂肠之食"，把出入乘车坐辇称之为"招蹷之机"，即招致脚病的器械，把贪恋美色和淫靡之音称之为"伐性之斧"，这都表达了《吕氏春秋》对富贵而不知养生之要而"以富贵害所养"的行为痛心疾首的批判。

《吕氏春秋》提出凡事有度、"适欲"，它认为正当的生理需求是应当满足的，但不能做得过了头，如果超过生理需要的限度，都会对人体产生危害，所以要节欲、去伪、无为。这样就不会危害天性了。《吕氏春秋》的养生观主张贵生，主张任自然、减私欲，明显地受到了《老子》的影响。《吕氏春秋》将养生的原则用于治国，认为养生治国事情虽然不同，但总的原则是一致的。

【养生应用】

《吕氏春秋》所论及的三患并不一定只出现在富贵之人身上，如今人们的生活越来越好了，营养过剩或不平衡现象也越来越多了。现在的肥胖症、糖尿病患者之所以这么多，主要跟不良的生活方式和饮食习惯有直接的关系。所有人都应对此提高警惕，才能健康长寿。

一患好逸恶劳。"出则以车，入则以辇，务以自佚，命之曰招蹷之机。"有些富贵之人，终日过着四体不勤、五谷不分、衣来伸手、饭来张口的寄生生活，这样的懒汉是不可能长寿的。

二患膏粱厚味。大杯喝酒，大块吃肉，终日过着花天酒地、醉生梦死的生活，殊不知"酒是灌肠毒药"。尤其是膳食结构改变，进食高热量的食物增多，由此导致代谢相关的疾病增多，糖尿病、高血脂、高尿酸血症等都成为多发病。因此，应注意改变不合理的饮食结构，养成平衡膳食、合理营养的习惯。

三患奢侈腐化。有些富贵之人，依仗手中权势，贪污腐化，挥金如土，日出鱼肉乡里，夜宿花街柳巷，喜听靡靡之音，这样"以酒为浆，以妄为常"纵欲放荡的人也难以长寿。

> **养生小贴士**
>
> 人们的饮食习惯、口味、嗜好、用料等受区域差别和地域类型的影响。例如，海边以海鲜菜著称，江河以河鲜菜闻名，而大山里以野味闻名。常年干旱地区的牛羊肉的膻味较轻，蔬菜水果新鲜程度较高，北方地区的土地雄厚，土质肥沃，其稻谷的质量相对于南方来说较好。人们的饮食习惯会受到气候的影响，从季节变化来看，南方民众都有冬进春补的饮食习惯，对于平常百姓家人们比较喜欢药膳类的食材。北方一年有四个季节，人们对于药膳的需求只在冬天的时候，由于北方土地成碱性，食物中的钙因子也较多，正是人们的健康所需。对于山西的人们常年居住在黄土高原上，经常食用醋可以使体内多余的钙被消除。而湿冷气候的川、贵等地的人们则喜欢香辣口味。南甜北咸则与气候和物产有关，南方产糖，湿度大，北方寒冷气候干燥，盐分消耗较大。与此同时，地域的区别也造成人们饮食习惯的不同，南甜北咸，东辣西酸的饮食风味为人们所津津乐道。

二、学习与巩固

【习题】

1.什么是"本生"？

2.如何理解外物既可以养生，又可以伤生？

3.现代人哪些不良的生活习惯属于"三患"？

【参考文献】

1.张双棣，张万彬，殷国光，等译注. 吕氏春秋［M］. 北京：中华书局，2022.

2.《读国学长智慧丛书》编委会. 吕氏春秋智慧［M］. 郑州：中原农民出版社，

2015.

3. 魏宏灿，王启才.《吕氏春秋》对《周易》的继承与改造［J］. 汉中师范学院学报（社会科学）. 2002（01）：51-57，72.

4. 黄圣耀. 道家与中医养生思想研究［D］. 济南：山东中医药大学，2011.

5. 吕蕾. 通过生物学原理讲解中国古代地域饮食规律［J］. 饮食科学，201（04）：11.

第二节 《季春纪第三·尽数》养生经典

本文选自《吕氏春秋》中的《季春纪第三·尽数》。旨在论述养生之道，"尽数"就是终其寿数，终其天年的意思。文章指出终其天年的关键，在于"去害"，在于"知本"，去害即避害。知本就是要了解生命的本原，作者认为"精气"是宇宙万物之本，正是由于"精气"的作用，构成了千姿百态、性质迥异的万物。作者还从物质运动的角度看待疾病的发生，指出精气在人体内的郁结，是疾病产生的根源，这种说法不失为一种朴素的唯物的观点。本篇的名言，"流水不腐，户枢不蝼"，至今脍炙人口，仍然富于教益。

一、《季春纪第三·尽数》解读

【原文】

天生阴阳、寒暑、燥湿、四时之化、万物之变，莫不为利，莫不为害。圣人察阴阳之宜，辨万物之利以便生(1)，故精神安乎形，而年寿得长焉。长也者，非短而续之也，毕其数(2)也。毕数之务，在乎去害。何谓去害？大甘、大酸、大苦、大辛、大咸，五者充形则生害矣。大喜、大怒、大忧、大恐、大哀，五者接神则生害矣。大寒、大热、大燥、大湿、大风、大霖(3)、大雾，七者动精则生害矣。故凡养生，莫若知本，知本则疾无由至矣。

【词解】

（1）便生：给生命带来益处。便，利。

（2）数：指寿数，人的自然的寿命。

（3）霖：霖雨，连下几天的大雨。

【解析】

本篇旨在论述养生之道。认为天地阴阳、寒暑、燥湿、四时的更替、万物的变化，既可以养生，又可以伤生，而保全生命的方法在于正确地处理人与外物的关系。根据这种认识而采取的养生行为，会对生命产生莫大的裨益。圣人能洞察阴阳变化的合宜之处，能辨识万物的有利一面，以利于生命。因此，精神安守在形体之中，寿命能够长久。"便生"即体现了生命对阴阳、寒暑、四时等变化的顺遂，这也是对"始生之者"——天的顺遂。如此方能精神安守形体之中，寿命得其长久。具体而言，十二纪中对君主在每一季节的饮食起居都作了相应的规定，就是出于"法天顺时"以养性的考虑。

五味是中医对中药气味的概括，对临床用药与养生具有十分重要的指导作用。《黄帝内经》说"阴之所生，本在五味，阴之五宫，伤在五味"。说明人体阴精要靠五味滋养，如果五味不均衡，就会伤及人体脏腑。酸、甜、苦、辣、咸这五味存在于食物之中，如调配得当，能增进食欲，提高消化能力，有延年益寿的效果。反之，则对健康不利。

那么怎样才能做到有效地趋利避害呢？重点在于凡事有度，适可而止。我们既承认人有共同的生理需求，又主张"适耳目，节嗜欲"，反对纵欲，在《本生》《尽数》等篇中，《吕氏春秋》用铺排的手法，有力地说明了任何事物，包括人的情绪，一旦超过生理需要的限度，都会对人体有害，应尽量避开，还论述了节欲的好处，在养生方面都主张治于未乱，预防为主。

【养生应用】

《灵枢·五味论》曰："五味入于口也，各有所走，各有所病，酸走筋，多食之令人癃；咸走血，多食之令人渴；辛走气，多食之，令人洞心；苦走骨，多食之令人变呕；甘走肉，多食之，令人悗心。"因偏食对形体的损害。如大甘、大咸饮食可引起肥胖，易患高血压、高血脂、高血糖等心脑血管病；大酸、大苦易损伤消化道黏膜引发肿胀、糜烂、溃疡等疾病；大辛饮食则易刺激呼吸道，降低其防御功能而诱发呼吸道等疾病。这些有关饮食养生的论述告诫养生者如何平衡膳食，如何根据自身的差异和日常活动情况调整能量的摄入，又如何根据自身体重及血脂变化达到平衡膳食的目的。如果五脏有不足时，也应注意对五味有所禁忌。一般掌握"肝病禁辣，心病禁咸，脾病禁酸，肾病禁甜，肺病禁苦"。

五志产生于"五脏之气"，是人体正常的心理活动，但同时，五志内伤又是重要的致病因素，五志致病的关键在于五志"不节"或"不时"。情志活动对人们心灵世界的伤害，都是由于过激的情志活动影响到相关脏器的功能紊乱而患病的。如大喜出现的喜乐哭笑无常；大怒出现的性情急躁，情志过激；忧思出现的唉声叹气，不思饮食等证候；惊恐出现的神情恐惧不安；悲哀出现的情绪低沉等证候。《素问·举痛论》总结为"余知百病生于气也，怒则气上，喜则气缓，悲则气消，恐则气下，……惊则气乱，劳则气耗，思则气结"。

避免情志过激就要加强品德的修养，性格的涵养和提高文化素养，积极应对，达到心态平衡。遇事要镇定自如，冷静地对待目前的复杂事情。事情过后，不要把它长期放在心上，自寻苦恼。培养乐观的人生态度，提高心理上的抗逆能力，胸怀要宽阔，情绪宜乐观。要淡泊宁静，知足常乐。万事只求安心，保持精神内守，人则长寿。另外，平日多参加各种有益身心健康的活动，寻找精神寄托，这样对预防情志过度，保证脏腑安泰，也能起到积极的作用。

风、寒、暑、湿、燥、火六气是季节的主气。但气候反常，六气发生异常变化可致病，或在人体抵抗力下降时超过了人体的适应能力，六气可能成为外界致病因素侵犯人体而发生疾病，此时六气在医学界则称为"六淫"。"百病皆生于气"（《黄帝内经·素问·举痛论》），但人体受邪是否生病，主要还在于人体本身的抵抗力，所谓"正气存内，邪不可干""邪之所凑，其气必虚"。练功采气，元气充盈可增强人体抵抗力，外邪不能入体。

【原文】

精气⁽¹⁾之集也，必有入也⁽²⁾。集千羽鸟，与⁽³⁾为飞扬；集于走兽，与为流⁽⁴⁾行；集于珠玉，与为精朗⁽⁵⁾；集于树木，与为茂长；集于圣人，与为夐明⁽⁶⁾。精气之来也，因轻而扬之，因走而行之，因美而良之，因长而养之，因智而明之。

【词解】

（1）精气：指形成万物的阴阳元气。中国古代朴素的唯物观认为，精气是一种原始物质，它可以变化生成万物，而万物的生长变化是精气的表现和作用。

（2）必有入也：指必入于物之中。

（3）与：等于说"因"，凭借。

（4）流：流动，这里引申为行走。

（5）精朗：据下文当作"精良"。

（6）夐（xiòng）明：聪明睿智。夐，远。

【解析】

"精气"的观念，至战国末期而大为流行，"精气"可以与天地万物相感通，也可以与天下之人相感通，此种观念在《吕氏春秋》上得到了极大的发扬。《吕氏春秋》是在继承原始道家思想及稷下黄老之学的"精气说"的基础上，系统地构建起了一个科学而完整的"精气"学说。

《吕氏春秋》认为，"精气"是万物之本，是构成人体的精微物质，是生命存在的基础，人得之则生，失之则死。养生的根本方法在于认识精气，保养精气。《尽数》认为"充形""伤神""动精"之害与精气的强弱相关，而精气的强弱又由自身的运动和环境决定，尤其注重精气的运行；认为精气充足可以体现为"鸟的飞翔，走兽的奔跑，珠玉的良美，树木的茂盛，学识的渊博，人的明智"，都是精气运行的反映。实质上，精气的运行也是各种生物在生命过程中自身功能和价值的显现。

万物之中皆有精气，精气集聚万物之中，因顺事物的本性、特质而增益之，万物的禀赋和特性也正是由于精气的集聚与流行。精气集于轻盈之物上，能使之飞扬；精气集于美好之物，能使之精美；精气集于生长之物，能使之养成；精气集于智者，能使之睿智。

【养生应用】

人为天地精气之所生，养生首先要顺应精气之四时流转，保养精气。另一方面要节制嗜欲，起居有常，食饮有节。圣人明察阴阳变化之宜，从而精气内存，寿命得长。养精应顺应自然四时之气的衰旺规律，春生、夏长、秋收、冬藏而集聚于万物，故季节不同，精气的集聚也有所不同。

名老中医邱健行先生的养生心得：养生之法莫如养性，养性之法莫如养精；精充可以化气，气盛可以全神；神全则阴阳平和，脏腑协调，气血畅达，从而保证身体的健康和强壮。所以精、气、神的保养是最重要的内容，为人体养生之根本。

关于如何养精补肾，邱健行先生提出首先要"清心寡欲，珍惜精气"。常言说"精血同源"，精血的盈亏决定人体的健康与否。其中很重要的一点就是节制房事，精充则体健长寿，精耗则体衰而不能尽享天年。其次，可以按摩腰养肾。腰为肾之府，按摩腰部能防治腰腿痛、慢性痔疮、脱肛等，更能够提振肾气、充盈肾精。再次，可以揉耳养肾。当人体患病的时候会在耳郭上出现反应点，因为耳朵上穴位密布，且通四肢，揉按耳郭对于肾气不足引起的失眠、头痛、头晕、记忆力减退有一定的疗效。这个养生方法简单易学，而且养肾的效果明显。

【原文】

流水不腐，户枢不蝼⁽¹⁾，动也。形气⁽²⁾亦然。形不动则精不流，精不流则气郁。郁处头则为肿⁽³⁾、为风⁽⁴⁾，处耳则为挶⁽⁵⁾、为聋，处目则为瞢⁽⁶⁾、为盲，处鼻则为鼽、为窒⁽⁷⁾，处腹则为张⁽⁸⁾、为疛⁽⁹⁾，处足则为痿、为蹷。

【词解】

（1）蝼（lóu）：蝼蛄，天蝼。秦、晋之间谓之"蠹（dù）"。这里用如动词，生虫蛀蚀。

（2）气：我国古医家把人体生理上的新陈代谢、内部机能活动的原动力称作"气"。

（3）肿：指头肿。

（4）风：指面肿。

（5）挶（jū）：耳病。本义是曲肘翘腕用手抬起来。此处意谓弱听之人，以手置耳旁，以助听人之言也。

（6）瞢（miè）：视物不清。

（7）为鼽（qiú）、为窒：都指鼻道堵塞，发音不清。

（8）张（zhàng）：腹部胀满。这个意义后来写作"胀"。

（9）疛（zhǒu）：小腹疼痛。

【解析】

人的身体中最重要的就是精气，而精气最重要又在于流通。那么如何才能使得精气流通，以达到身体的强健呢？就是要运动。《吕氏春秋》认为：只有身体像流水那样川流不息，像门上的转轴那样转动不已，精气才能贯通全身营卫脏腑。如果人不运动就会导致身体"郁"，《尽数》篇里把"郁"看作一切疾病的源头。人身体中的精气要是不流通，就会使得血脉抑郁，这时候就会引发一系列病症：精气郁结在头部会得肿疾、风疾；精气郁结在耳部会得掬疾、聋疾；精气郁结在眼部会让眼眶红肿，眼睛看不见；精气郁结在鼻部会让鼻道堵塞不通；精气郁结在腹部会让腹部胀满、小腹疼痛；精气郁结在足部会使足部动作不便和挫伤。

《吕氏春秋》中不仅提倡当今社会普遍认同的一个观念和理论——生命在于运动，以自然道法为纲，在传统重精神修养的基础上，认为"精气"对于万事万物都有好的方面的影响，"精气充郁"则可以防治病恶，"精气日新"导引精气顺畅，气血则通，筋骨则固，心志则和，强调精气导引的重要性；还主要提出"流水不腐，户枢不蝼"，从而为运动养生的动形或形体运动，提供最早的思想和原理工具。也重视精气运动的内在炼养，这种"动形流精"的养生逻辑，经常锻炼身体，则可以做到精气流行，体内精气畅通，气血顺达，筋骨巩固，病患无处生，这种动形流精的养生运动方式，是对养生学作出的重要贡献之一。

【养生应用】

"静以养生"和"动以养生"是中国古代养生思想中相对独立，又互相促进的两种养生思想。同时这两种思想又相互融合产生了最为著名的养生理论"动静结合"。在前人的文献中我们也可以看出，那时候也有一些人主张"动静结合"，但是真正从运动的立场，去阐述养生观点的，还是首推吕不韦《尽数》篇"流水不腐，户枢不蠹"的健身观。

只要是活水，生命力就会一直存在；只要不停运动，门轴就不会被蛀虫破坏。生命在于运动，运动不仅能改善神经系统的调节功能，提高神经系统对人体活动时错综复杂变化的判断能力，并且能及时作出反应。运动还能帮助人适应内外环境的变化、保持生命活动的正常进行。据世界卫生组织统计，全球因缺乏运动而导致的死亡人数，每年超过 200 万人。由此可见，精气运行在生命活动中的实用价值，及后来者由此提出的"生命在于运动"的科学论断。

运动养生，养生是目的，运动则是形式，是达到养生目的的手段。在运动形式和内容的选择上，需要密切结合自身的身体状况，不可急功近利。养生本就不是立竿见影的事情，需要持之以恒。如古代养生大家华佗所创的五禽戏、中国传统养生引导术八段锦、六字诀等这类深受群众认可的养生功法。太极拳与中国传统阴阳辩证思想、中医学、引导术完美结合，其运动理念讲究以松为静、以静入定、以定寻意、以意领气、以气催形；运动形式重在轻柔缓和、动静相宜、周身相随，被作为一种养生健身的运动在民间广泛推广，尤受老年人喜爱，其强身健体，修身养性之功效则可见一斑，都值得积极推广。

【原文】

轻水所，多秃与瘿人；重水所，多尰⁽¹⁾与躄⁽²⁾人；甘水所，多好与美人；辛水所，多疽⁽³⁾与痤⁽⁴⁾人；苦水所，多尪⁽⁵⁾与伛⁽⁶⁾人。

【词解】

（1）尰（zhǒng）：脚肿。

（2）躄（bì）：不能行走。

（3）疽（jū）：《说文》："久痈也"，即久溃不愈之疮。

（4）痤（cuó）：《说文》："痤，小肿也"，亦指痈一类病。

（5）尪（wāng）：骨骼弯曲。胫、背、胸骨骼弯曲都称"尪"。

（6）伛（yǔ）：脊背弯曲。

【解析】

《吕氏春秋》除了注意饮食卫生的问题，还特别强调饮水卫生的重要性，阐述了水质与人体健康及地方病的关系。在饮水方面，通过各地经验汇总，揭示了饮用不同水质对于人的影响。

水是构成人体一切细胞和组织的主要成分，是维持人体健康必不可少的物质。没有水固然没有生命，但如果水质不良或水体受到污染，就可能引起甲状腺瘤、大骨节病、痤疮、肢体畸形等多种疾病的发生或流行，所以，《吕氏春秋》从养生学的观点告诫人们，在所有的水中，只有甘水（甜水）对人有益，择居安家，要考虑选择洁净水源而居，确保供给人体以"量足质优"的饮用水；如果水质不好，会致人以病。所以，要改善、保持饮水环境卫生，防止疾病侵袭。

《吕氏春秋》倡导天地万物一体的整体生态和谐观，重视自然环境对人的生命健康的影响。在保持与自然和谐的前提下，对人应努力参天地，使自然朝有利于人类的方面发展等论述，弥足珍贵。在人类毫无节制地开发自然资源，导致生态恶化、自然灾害频发的今天，增强环保意识，制定可持续发展战略，求得经济效益、社会效益和生态效益的统一，仍有其可资借鉴之处。

【养生应用】

历代医家对药用水有相当深刻的研究，根据"天人相应"的中医理论，总结出各种药用水的主治、功效。本草古籍对于水养生的相关记载，主要体现延年不饥、体润不老等内容，带有明显的道家追求的长生不死的思想。古籍中记载具有养生价值的水主要是各类露水和泉水。如《证类本草》中记载："菊花水，味甘温，无毒。除风补衰，久服不老，令人好颜色，肥健，益阳道，温中，去瘤疾。"其记载的玉井水和乳穴中水，按描述应为具有多种矿物质和微量元素呈弱碱性的泉水。现代科学证明水中某些元素对人体有保健作用。《食物本草》从药食同源出发，将水之养生提升到养神的高度。《煮泉小品》将水之效用拓展到茶的领域，在择水入茶中体现了养生内容。明代著名医药学家李时珍在《本草纲目》中收载了药用水43种，分天水类13种，地水类30种，并详细记述了临床功效。

水被称作"生命之源"。特别是随着年龄增长，肾脏浓缩尿液能力减退，降低了机体对缺水的感知能力。补充水分是中老年人重要的养生方法，强调"三杯水"：晨起空腹喝一杯、晚上睡前喝一杯、运动后喝一杯。锻炼对于保持健康体魄和愉悦心情很有益处，运动的同时，容易使机体因汗液蒸发而丢失水量增多，因此应该特别注意及时补充水分。

【原文】

凡食，无强厚⁽¹⁾，烈味重酒，是之谓疾首。食能以时⁽²⁾，身必无灾。凡食之道，无饥无饱，是之谓五藏之葆⁽³⁾。口必甘味，和精端容，将⁽⁴⁾之以神气⁽⁵⁾，百节⁽⁶⁾虞⁽⁷⁾欢，咸进受气。饮必小咽，端直无戾。

【词解】

（1）强厚：指味道浓烈厚重的食物，即下文的"烈味""重酒"。

（2）食能以时：吃饭能定时，指有规律、有节制。

（3）凡食之道，无饥无饱，是之谓五藏之葆：古医家以"胃为五藏之本"，认为"五藏皆禀气于胃"。所以这里说"食之道，无饥无饱，是之谓五藏之葆"，意思是要使胃得到调和，胃调和，五脏就安适了。五藏（zàng），五脏，指脾、肾、肺、肝、心。葆（bǎo），安。

（4）将：养。

（5）神气：精气，精神。

（6）百节：指周身关节。本书《达郁》篇说，"凡人三百六十节"，说"百节"，称其全数。

（7）虞：娱，舒适。

【解析】

吕不韦养生思想中的饮食养生，首先强调吃东西味道不能过重，应以清淡为主，饮酒不宜味烈，烈酒最能伤害内脏；其次还指出饮食能有节制，身体必然没灾没病。饮食的原则，要保持不饥不饱的状态，这样五脏六腑就能得到安适保养。进食的时候也要仪容端正，精神和谐，如此方能"百节虞欢，咸进受气"。意为周身愉快，都受到了"精气"的滋养。

《吕氏春秋》就已经注意到，饮食不合时宜，饮食不当，如大饥、过劳也能伤害身体，减损寿命。西医学认为饮食得益，可以摄取各种养分，延年益寿，饮食失当又是致病折寿的原因，所以要想养生长寿，就不能一味考虑滋味，还要恰当饮食，合理搭配饮食。这是古人在饮食实践中的经验总结。对于早在春秋战国时期这些有关科学进食的文献，现在看来，显得弥足珍贵。按照这些科学进食的方法，才能进食甘美食品，用精气运化，吸收营养，达到调摄精神、维护健康的目的。

【养生应用】

饮食养生的原则：饮食有节，五味调和。"节"即节制。"和"即调和。节，不仅是量的控制，也是味的控制。控制，不肆食恣饮之意，或为适度之意。《黄帝内经·素问》云："上古之人，其知道者，法于阴阳，和于术数，饮食有节，起居有常，不妄作劳。故能形与神俱，而终其天年，度百岁乃去。"说明了饮食有节与健康长寿的关系。

荤素搭配是饮食的重要原则，也是长寿健康的秘诀之一。饮食应以谷物、蔬菜、瓜果等素食为主，辅以适当的肉、蛋、鱼类，不可过食油腻厚味，还应避免过度嗜咸和嗜甜。控食高脂，戒酒。古人已认识到高脂饮食、烈性白酒是导致心、脑血管疾病的发病根源。控脂、戒酒实属必要。晋《抱朴子》中指出："若要长生，肠中常清，若要不死，肠中无屎。"《黄帝内经》中也有"五禁：肝病禁辛，心病禁咸，脾病禁酸，肾病禁甘，肺病禁苦"。

食物要新鲜、干净，禁食腐烂、变质、污染的食物及病死的家禽和牲畜；食物应软硬恰当，冷热适宜；进食时宜细嚼慢咽，不可进食过快或没有嚼烂就下咽；也不要一边进食一边高谈阔论；食后不可即卧，应做散步等轻微运动，以帮助脾胃运化；晚睡前不要进食。

体质有寒、热、虚、实之分，食物况相适应，饮食上应"热则寒之，寒则热之，虚则补之，实则泻之，燥则濡之"。如寒性体质的人宜食温性和热性的食物；热性体质的人应食寒凉平性的食物，忌食温燥伤阴的食物。

【原文】

今世上⁽¹⁾卜筮⁽²⁾祷祠⁽³⁾，故疾病愈来。譬之若射者，射而不中，反修于招⁽⁴⁾，何益于中？夫以汤止沸，沸愈不止，去其火则止矣。故巫医毒药⁽⁵⁾，逐除治之，故古之人贱之也，为其末也。

【词解】

（1）上：尚，崇尚。

（2）卜筮（shì）：卜用龟甲，筮用蓍（shī）草。

（3）祷祠：祈神求福叫祷，得福后祭神报谢叫祠。

（4）招：箭靶。

（5）毒药：这里指治病的药物，其味多苦辛，故称毒药。

【解析】

《尽数》对卜筮巫医采取了怀疑批判的态度，明确反对世人对卜筮祈祷、求神驱鬼的崇尚，认为这是舍本逐末的糊涂观念。《吕氏春秋》中说：现在世上崇尚占卜祈祷，所以疾病反而增加。比如射箭的人，射而不中，反而去修理箭靶，这对于射中箭靶有什么益处呢？用热水来制止水的沸腾，沸水更加不能制止，撤去那火，沸腾就停止了。使用巫医、药物驱鬼治病，所以古人轻视这些做法，因为这对人的养生来说，只是细枝末节罢了。这些恰当的描述和贴切的比喻，反映出作者反对迷信鬼神的唯物主义思想，对后世起到了前车之鉴的警示作用。

许多民族的原始医学在早期发展阶段，往往同"巫"存在交织现象，而随着科学的进步及人们认识水平的提高，医学逐渐地摆脱了巫的束缚，并同巫划清了界限。在《史记·扁鹊列传》中，扁鹊指出"信巫不信医，六不治也"。而《吕氏春秋》明确提出了崇尚占卜祈祷"故疾病愈来"的科学论断，更有着深远的历史意义。

【养生应用】

我国上古时代，巫之职司之一，乃为医也，故曰"巫医同源"，巫是中医学发生发展的源头之一。春秋战国以来，由于古代医学的形成和专职医者的出现，医巫一体的关系逐渐演变为巫医对立。"信巫不信医"的问题由此产生，大量记载见诸古代文献。司马迁在《史记·扁鹊仓公列传》中叙述扁鹊"病有六不治"的议论，其中之一曰"信巫不信医"，后世医家学者对此评论甚多。

巫医善于通过一系列刻意安排的造作程序，让患者感觉到疾病的驱除。高明的医家，也擅长利用患者的心理施疗。唐代一位妇人，因为误食一只虫子，心中疑惑不安而生病。按照当时的认识，这种疾病类似于"蛊"疾，"蛊"疾也是由虫子来传播的。传说"蛊虫"被吞食之后，在肚子里会变成虾蟆、蜈蚣之类的东西，根据这样的民间认识，那位聪明的医生在妇人呕吐时谎称走出一只虾蟆，妇人由此相信蛊虫已经走去，由心病造成的疾病也就消失了。

养生小贴士

世界卫生组织副总干事托马斯·阿迪奥耶－兰姆在阿罗当院长时，不顾政府的反对，自己花钱雇了 12 个传统巫医和他一起在门诊部工作。12 年中，他对这些巫医的工作做了非常认真的分析、研究。他大胆吸收、借鉴巫医的传统治疗方法，取得极好的效果。按照兰姆的办法，病人恢复得快，疗效好，而且只花西方人看同类病五分之一的钱。现在兰姆的办法被第三世界 60 多个国家所采用。兰姆认为：他们搞的大部分活动没有什么效果。我们看不到什么好处。但是他们的精神疗法的确比我们高明。他们的做法表明，我们的路子不大对头。郎中们把精神疗法，祭神赎罪和梦的解析结合到一起，形成一种独特的治疗方法。

二、学习与巩固

【习题】

1. 如何理解"尽数"？

2. "巫医同源"是什么意思？

3. 中华饮食文化中运用了哪些气味理论？

【参考文献】

1. 许富宏. 吕氏春秋鉴赏辞典［M］. 上海：上海辞书出版社，2017.

2. 张双棣，张万彬，殷国光，等译注. 吕氏春秋［M］. 北京：中华书局，2022.

3. 郜建华，楼宇烈.《吕氏春秋》中的"精气说"［J］. 华侨大学学报（哲学社会科学版）. 2017（03）：40-53.

4. 菲依. 名老中医邱健行：践行养生，从养"精"开始［J］. 祝您健康. 2021（01）：17-19.

5. 时习之. 存利去害，颐养天年—解读《吕氏春秋·尽数》的养生思想［J］. 现代养生. 2008（10）：18-20.

6. 赵邦斌. 饮食养生在社区保健中的作用［J］. 中国社区医师（医学专业）. 2012，14（34）：394.

第三节 《孝行览第二·本味》养生经典

本文选自《吕氏春秋》中的《孝行览第二·本味》。文中记载了伊尹以至味说汤的故事，强调了饮食与健康的关系，提出了调和五味的原则，阐述了饮食的节制与禁忌，体现了顺应自然的养生理念。

另本篇从得贤的角度论治国必须务本的思想，篇名题为"本味"，就是在追求至味时应该务本的意思。

一、《孝行览第二·本味》解读

【原文】

汤得伊尹，祓⁽¹⁾之于庙，爝⁽²⁾以爟火⁽³⁾，衅⁽⁴⁾以牺豭⁽⁵⁾。明日，设朝而见之，说汤以至味，汤曰："可对而为乎⁽⁶⁾？"对曰："君之国小，不足以具之，为天子然后可具。夫三群之虫⁽⁷⁾，水居者腥，肉玃⁽⁸⁾者臊，草食者膻，臭恶犹美，皆有所以⁽⁹⁾。凡味之本，水最为始，五味三材⁽¹⁰⁾，九沸九变，火为之纪。时疾时徐，灭腥去臊除膻，必以其胜，无失其理⁽¹¹⁾。调和之事，必以甘、酸、苦、辛、咸，先后多少，其齐⁽¹²⁾甚微，皆有自起⁽¹³⁾。鼎中之变，精妙微纤，口弗能言，志弗能喻。若射御之微，阴阳之化，四时之数。故久而不弊⁽¹⁴⁾，熟而不烂，甘而不嚘⁽¹⁵⁾，酸而不酷，咸而不减，辛而不烈，澹⁽¹⁶⁾而不薄，肥而不脿⁽¹⁷⁾，肉之美者：猩猩之唇，獾獾⁽¹⁸⁾之炙⁽¹⁹⁾，隽燕⁽²⁰⁾之翠⁽²¹⁾，述荡⁽²²⁾之掔⁽²³⁾，旄象之约⁽²⁴⁾。流沙⁽²⁵⁾之西，丹山⁽²⁶⁾之南，有凤之丸，沃民⁽²⁷⁾所食。鱼之美者：洞庭之鱄⁽²⁸⁾，东海之鲕⁽²⁹⁾。醴水⁽³⁰⁾之鱼，名曰朱鳖，六足，有珠、百碧⁽³¹⁾。雚水⁽³²⁾之鱼，名曰鳐⁽³³⁾，其状若鲤而有翼，常从西海夜飞，游于东海。菜之美者：昆仑之蘋，寿木之华。指姑⁽³⁴⁾之东，中容之国⁽³⁵⁾，有赤木、玄木之叶焉。余瞀⁽³⁶⁾之南，南极之崖，有菜，其名曰嘉树，其色若碧。阳华之芸⁽³⁷⁾，云梦之芹⁽³⁸⁾，具区之菁⁽³⁹⁾。浸渊⁽⁴⁰⁾之草，名曰土英。和⁽⁴¹⁾之美者：阳朴⁽⁴²⁾之姜，招摇⁽⁴³⁾之桂，越骆⁽⁴⁴⁾之菌⁽⁴⁵⁾，鳣鲔⁽⁴⁶⁾之醢⁽⁴⁷⁾，大夏⁽⁴⁸⁾之盐，宰揭⁽⁴⁹⁾之露，其色如玉，长泽⁽⁵⁰⁾之卵。饭之美者：玄山⁽⁵¹⁾之禾⁽⁵²⁾，不周之粟，阳山⁽⁵³⁾之穄⁽⁵⁴⁾，南海之秬⁽⁵⁵⁾。水之美者：三危⁽⁵⁶⁾之露；昆仑之井；沮江之丘⁽⁵⁷⁾，名曰摇水⁽⁵⁸⁾；白山之水；高泉⁽⁵⁹⁾之山，其上有涌泉焉，冀州之原。果之美者：沙棠⁽⁶⁰⁾之实；常山⁽⁶¹⁾之北，投渊⁽⁶²⁾之上，有百果焉，群帝所食；箕山⁽⁶³⁾之东，青鸟之所，有甘栌焉；江浦之橘，云梦之柚，汉⁽⁶⁴⁾上石耳⁽⁶⁵⁾，所以致之。马之美者，青龙⁽⁶⁶⁾之匹，遗风之乘。非先为天子，不可得而具。天子不可强为，必先知道。道者，止彼在己⁽⁶⁷⁾，己成而天子成，天子成则至味具。故审近所以知远也，成己所以成人也。圣人之道要⁽⁶⁸⁾矣，岂越越⁽⁶⁹⁾多业⁽⁷⁰⁾哉？"

【词解】

（1）祓（fú）：古代一种除灾求福的祭祀。

（2）爝（jué）：束苇为炬，燃炬以被除不祥。

（3）爟（guàn）火：被除不祥的火。

（4）衅（xìn）：指以牲血涂祭器。

（5）牺豭（jiā）：祭祀用的纯色公猪。牺，祭祀用的纯色牲畜。

（6）可对而为乎：当作"可得而为乎"。

（7）三群之虫：指下文的水居者（鱼鳖之属）、肉玃者（鹰雕之属）、草食者（獐鹿之属）。群，类。虫，泛指各种动物。

（8）玃：通"攫"（jué）。用爪抓取。指虎、豹、鹰、雕之类。

（9）臭（xiù）恶犹美，皆有所以：气味很坏（指腥、臊、膻味），但还是能够做出美味来，都是各有原因的。臭，气味。

（10）五味：酸、苦、辛、甘、咸。三材：指水居者、肉玃者、草食者。

（11）必以其胜，无失其理：关键靠火候取胜。必，必定。其，代火。理，指用火的规律。

（12）齐（jì）：同"剂"，剂量，调剂。将调料按一定的比例搭配使用。

（13）皆有自起：各种滋味都会自然产生。

（14）弊：通"散"，败，坏。

（15）嚽（yuàn）：足，厚，这里是过厚的意思。

（16）澹：通"淡"，清淡。

（17）肥而不朕：大意是说肥而不腻。朕，字书无考。《集韵》引伊尹曰"肥而不膢"《酉阳杂俎》作"肥而不胒"。

（18）玃玃：鸟名。《山海经·南山经》作"灌灌"。

（19）炙：通"跖"，指鸟的脚掌。

（20）隽燕：当作"巂燕"，鸟名。

（21）翠：鸟尾肉。

（22）述荡：传说中两个头的兽。《山海经·大荒南经》作"跊踢"。

（23）掔（wàn）：通"腕"，这里指兽的小腿。

（24）约：指短尾。

（25）流沙：古地名。在敦煌西。

（26）丹山：古地名。在南方。

（27）沃民：传说中沃国的居民。

（28）鱄（pū）：鱼名。

（29）鲕（ér）：鱼名。

（30）醴水：水名，在湖南省西北部。

（31）有珠：指能吐珠。百碧：疑为"青碧"之误。碧，青玉。

（32）雚（guàn）水：古水名。在西方。《山海经·西山经》作"观水"。

（33）鳐（yáo）：鱼名。

（34）指姑：姑余，山名。在东南方。

（35）中容之国：古代方国名。

（36）余瞀（mào）：古山名。传说在南方。

（37）芸：菜名。

（38）芹：一种水生野菜。

（39）菁：菜名。

（40）浸渊：古池泽名。其地不详。

（41）和：调和，这里指调和五味的调料。

（42）阳朴：地名。传说在蜀郡。

（43）招摇：山名。传说在桂阳。

（44）越骆：当作"骆越"。骆，越的别名。

（45）菌：通"箘"（jùn）。竹笋。

（46）鳣（zhān）：鲟鱼。鲔（wěi）：古书上指鲟鱼。鳣和鲔都是大鱼。

（47）醢（hǎi）：肉酱。

（48）大夏：古泽名。或说是山名，传说在西方。

（49）宰揭：古山名。其处不详。

（50）长泽：古泽名。传说在西方。

（51）玄山：古山名。其处不详。

（52）禾：谷类。

（53）阳山：指昆仑山之南，山南曰阳，故称"阳山"。

（54）穄（jì）：也叫糜子，即黍之不粘者。

（55）秬（jù）：黑黍。

（56）三危：古山名。传说在西方。

（57）沮江之丘：沮江边的山丘。沮江，水名。

（58）摇水：古水名。

（59）高泉：古山名。传说在西方。

（60）沙棠：树木名。生于昆仑山。

（61）常山：恒山。汉避文帝刘恒讳、宋避真宗赵恒讳，改名常山。为五岳中的北岳。在今河北曲阳西北。

（62）投渊：水名。

（63）箕山：山名。传说中尧时的许由隐居于此山。在今河南登封东南。

（64）汉：汉水。

（65）石耳：菜名。

（66）青龙：骏马名。下文的"遗风"也是骏马名。

（67）止彼在己：不在别人而在于自己。止，当为"亡"字之误。彼，别人。

（68）要：约，简约。

（69）越越：用力的样子。

（70）业：事。

【解析】

《吕氏春秋》作为杂家的开山作和代表作，是对先秦文化的一次汇集整理，并有意识地对先秦饮食理论进行系统总结，其中的《本味》篇蕴含有十分丰富的饮食思想，成为就目前所知我国最早的烹饪宝典，流芳千古。

所谓烹调，顾名思义指又烹又调。其中的"烹"，是把食物做熟，"调"是指原辅料的搭配和调味料的使用，旨在使食物口味好。可见"调"，尤其是五味调和是制作美食的重点，《本味》篇对五脏调和的理论和技术有非常精辟的阐述。强调了水（传热介质）、火候与齐（调料的剂量）的重要性。"凡味之本，水为之始"，在味道方面，水的作用是根本，也是调味的起点，一切味道都要通过水来实现。但要依靠酸、甜、苦、辣、咸五味和水、木、火三材的综合运用，来决定味道的优劣。而味道在水中的无数次变化处理，则要依靠火的运用，所以烹饪用火是非常关键的。

所谓五味，是指咸、苦、酸、辛、甘，三才是指水、木、火。烹调时水候、火候的掌握是非常重要的，水的"九沸九变"，便是通过火候的大小来实现的，火或文或武，或炽或微，贵在恰当。只有恰当才能够除腥臊，清理去臭。

食物美味的实现，虽然离不开水火，但重要的还是靠调料的调和。食物在烹调中，必须用甘、酸、苦、辛、咸五味调和，但放调料的先后次序和用量多少，与水火如何配合，都是有一定的规律的。如何才能达到美味可口，让人回味无穷的境地，其道理都是非常精妙细微的，不允许有些微的差错。如果某一味偏重，整个菜的味道就会被破坏，正所谓"失之毫厘，谬以千里"。高明厨师的这种调和尺度的把握，是在长期烹调的实践中练就、总结的，靠的完全是熟练与感觉。就像骑士骑马射箭一样得心应手，又像阴阳变化，四季交替的自然规律一样，即使心里明白，也难以用言语表达。

在食品加工与调味中强调把握好度。《本味》要求烹饪时要掌握好 8 个标准，即烹饪要做到久而不败坏，熟而不失形，甜而不过度，酸而不浓烈，咸而不减味，辣而不刺激，淡而不寡味，肥而不腻口。在辨味方面，这 8 个方面中的每对范畴，看似近似，实则好劣悬殊甚远，前者合度，后者失度。作者对调味的精细辨析，成为中国烹饪史上重要的调味理论，影响深远。

《本味》篇列举介绍了"肉之美者""鱼之美者""菜之美者""和之美者""饭之美者""水之美者""果之美者""马之美者"等，产于天下的哪一个区域，要烹饪出天下最佳的菜肴美味，必须选择上好的原料，如果原料较次或不好，就是厨师的调味技术再高，也调不出"至味"来。并且寻求多种食物原料、调料的和谐统一，对施水量、火候、调味料的用量要适度均衡，通过"鼎中之变"产生互相渗透，彼此融合的"至味"。这种菜肴应以味为本，并通过烹调达到至善之美的境地，称为"以味为本，至味为上"。

《吕氏春秋》从重视饮食烹饪的调和，到追求人自身的身心调和、人与人之间的社会、政事调和，乃至人与天地自然调和，从而把人类的饮食活动扩大运用到其他领域，形成了中华饮食文化的特点。认为国君的道德学识、修养水平和国家的治乱安危直接相关，君王欲得天下，必先修身，修身是治天下之本，为此，它不厌其烦地强调修身的重要性。对于今天加强干部队伍的思想道德素质，使其树立为人民服务意识，廉政意识，仍具有一定的启示教育意义。

【养生应用】

"凡味之本，水为之始"。调和味道的根本，首先在于水。单就水而言，张仲景指出有"甘澜水""泉水""潦水""东流水"……李时珍《本草纲目》中详细论述了 43 种水的作用和性味，可见不同的水，其治疗效应也因此而异。中药汤剂除了用各种水煎煮，还有其他煎煮用液。如"酒""水"同煮，具有和其气血，通其经络，引药直达病所的作用。而且在中医临床上，往往根据病机深浅，三焦病位不同，选择用药气味厚薄不一，用的溶剂及煎服方法也不相同。例如大黄黄连泻心汤，用麻沸汤浸渍须臾绞汁，是薄取其味，以利于作用于中，不行泻下之能。

《素问·阴阳应象大论》提出"形不足者温之以气，精不足者补之以味"。"形不足者温之以气"，意指由于中气虚而产生的形体虚弱，须用温气药补养中气，则脾能健运，营养增加，使肌肤形体逐渐丰满。对于"形不足"的体质宜采用温补滋养法，利用温热性食物，如核桃仁、大枣、龙眼肉、韭菜、肉桂、葱、姜、蒜、椒等甘温辛热之品，以期"温之以气"。

精不足，指人体的精髓亏虚，应补之以厚味，使精髓逐渐充实。厚味，指富于营养的动植物食品，也指厚味的药物，如熟地、肉苁蓉、鹿角胶等。在饮食养生中，对于久病虚弱，精血亏耗的"精不足"的阴虚体质，应"补之以味"，选择如龟、鳖、乳品、鱼类等滋养阴精、生津养血。这些厚味的血肉有情之品，需要久煎。因为"清阳出上窍，浊阴出下窍，清阳发腠理，浊阴走五脏"，久煎厚味才能补下元之虚。而新近感冒，邪在表的，可以用葱豉汤等稍煎，取其气薄辛甘发散祛邪于上。这也是水火调剂在养生中的应用。

关于五味，《素问·阴阳应象大论》指出："阳为气，阴为味。"由于食物同药物一样具有四气（寒、凉、温、热）、五味（酸、苦、甘、辛、咸）的特性，因此自古以来就有药食同源之说。根据食物的气味特点，以及人体阴阳盛衰体质偏颇的情况，发挥食物对人体的滋养作用，或以养精，或以益气，达到调整人体的阴阳平衡、防病治病、益寿防衰的目的。《素问·脏气法时论》中也指出："毒药攻邪，五谷为养，五果为助，五畜为益，五菜为充，气味合而服之，以补精益气。"说明食物和药物一样都具有偏性，这是药食同源、药食皆可治病的根本。只不过某些药物的偏性远远大于食物的偏性，食物的安全性更优于药物。

《素问·生气通天论》明确提出："阴之所生，本在五味；阴之五宫，伤在五味。"是说味相对于气（性），主要作用是化生阴精，是滋养人体生理活动的物质基础，但如果摄入过分，或是偏嗜某味，则会使脏气失去平衡或出现功能障碍，则能伤害五脏：过食酸味，可使肝气淫溢亢盛，克脾土而致脾气衰竭；过食咸味，可使骨骼损伤，肌肉短缩，心气抑郁；过食甜味，可使心气满闷，甚则肾气失于平衡，气逆作喘，颜面发黑；过食辛味，可使筋脉败坏弛纵，精神耗伤。说明五味偏嗜，不仅引起本脏的损伤，还可导致相关其他脏腑的病患。从整体观视角，阐述了饮食五味偏嗜对人体的作用不单是伤及一脏一腑，而是对人体整体的综合影响。所以，切忌将那些大甘、大酸、大辛、大咸的食物贸然送入口中。虽然满足于一时味觉爽快，但必然带来身体不适，甚至累积至衍生病变。只有饮食种类选择有度，味道讲究分寸，这样才有益于身体健康。

养生小贴士

药食同源，药食同理，药食同用，饮食疗法逐渐引起重视。体质是相对稳定的个体特质，但又具有可变性，药食调整纠正病理体质的实验研究，近年来也开始崭露头角。如上海中医药大学张伟荣等报道，食物调整病理体质的生化研究表明，自然群体中的 Wistar 大鼠存在着常体、热体和寒体，寒体大鼠腺苷酸激酶活性及肝细胞能荷，肝脏 Na^+-k^+-ATP 酶活性比热体大鼠低，血清 T3、T4、孕酮、睾酮的含量比热体大鼠低；而常体大鼠上述指标居中。用五香粉调整寒体，用冰激凌调整热体后，寒体组大鼠的肝细胞能荷值明显上升，肝脏 Na^+-k^+-ATP 酶活性等同正常组相比无差异，认为不同性味的食物对于其相应体质有调整作用，病理体质可以通过食物加以调整。

二、学习与巩固

【习题】

1. 如何理解"药食同源"？

2. 如何利用五味理论制作药膳？

3. 现代人哪些不良的饮食习惯违背了养生之道？

【参考文献】

1. 吕不韦. 吕氏春秋（本味篇）[M]. 北京：中国商业出版社，2016.

2. 张双棣，张万彬，殷国光，等译注. 吕氏春秋 [M]. 北京：中华书局，2022.

3. 赵建民，金洪霞，郭华波. 伊尹"割烹之道"在鲁菜实践中的运用——兼对

《吕氏春秋·本味篇》赏析 [J]. 四川烹饪高等专科学校学报，2012（02）：10-16.

4. 徐霖. 烹坛始祖伊尹的烹饪思想——基于《吕氏春秋·本味》的解读 [J]. 美食研究，2014，31（04）：5-8.

5. 卞镝. "形不足者，温之以气；精不足者，补之以味"之食治观 [J]. 中国中医基础医学杂志，2017，23（01）

6. 钱会南. 阴之所生本在五味，阴之五宫伤在五味——兼论饮食五味对体质的影响 [J]. 中国医药学报. 北京中医药大学基础医学院中医体质与生殖医学研究中心，2004，（19）：184-186.

第五章 《黄帝内经》养生经典节选 ▷▷▷

本章选自《黄帝内经》中的《素问》《灵枢》部分篇章（中华书局 2013 年版）。《黄帝内经》系春秋战国至汉代的作品，其汇编成册大约在公元前 1 世纪之内，是古代众多医家的经验结晶，为我国现存最早最完备的一部医学典籍，是中国医学发展史上影响最大的一部巨著。

《黄帝内经》在总结我国古代医学经验的同时，借用了当时先进的哲学、自然科学和其特有的思维方法，使之成为一部以医学为主，融入哲学、天文、历法、气象、地理、心理等多学科的著作。《黄帝内经》的成编，确立了中医学理论体系及其发展走向，建立了中医学理论及临床的思维方法与特点，为中国数千年来的医学发展奠定了坚实的基础，被历代医家奉为圭臬。

《黄帝内经》包括《素问》与《灵枢》两部分，原书各9卷、81篇，共计162篇。《黄帝内经》所论医学内容包括阴阳五行、藏象经络、病因病机、诊法治则、防病保健、养生原则和运气学说等多个方面，其中中医养生思想的系统阐述，对防病经验的重要总结，奠定了中医养生学的理论体系，一直指导着后世的养生实践活动。

《黄帝内经》载养生理论与方法的专篇是《上古天真论》和《四气调神大论》。涉及养生内容的还有《素问》的《生气通天论》《阴阳应象大论》和《灵枢》的《本神》《通天》《天年》等篇。

第一节 《素问·上古天真论》养生经典

本篇"上古天真论"论述先天真气在人体生长衰老和生殖功能盛衰过程中的作用，以及保养先天真气预防疾病、延年益寿的道理，故名"上古天真论"。提出了遵循养生之道，保养先天真气才能尽终天年；违逆养生法则，耗竭真气，则年半百而衰。关于养生法则，大体可概括为两方面：一是对外适应自然环境的变化，避免邪气侵袭，如"法于阴阳""虚邪贼风，避之有时"；二是通过调适神志、饮食、起居、劳逸，对内充实真气，和畅真气，如"恬惔虚无，精神内守""食饮有节，起居有常，不妄作劳"等，从而达到"真气从之""病安从来""度百岁乃去"的目的。同时，本篇还阐述了人体生殖机能盛衰变化的过程及其规律。认为在这个过程中，其主导因素在于肾气的盛衰，从而为中医学有关生殖和生长衰老学说奠定了理论基础。

一、《素问·上古天真论》解读

【原文】

余闻上古之人，春秋⁽¹⁾皆度百岁，而动作不衰；今时之人，年半百而动作皆衰者，时世异耶？人将失之耶？岐伯对曰：上古之人，其知道⁽²⁾者，法于阴阳⁽³⁾，和于术数⁽⁴⁾，食饮有节，起居有常，不妄作劳⁽⁵⁾，故能形与神俱⁽⁶⁾，而尽终其天年⁽⁷⁾，度百岁乃去。今时之人不然也，以酒为浆⁽⁸⁾，以妄为常，醉以入房⁽⁹⁾，以欲竭其精，以耗散其真。不知持满⁽¹⁰⁾，不时御神⁽¹¹⁾，务快其心，逆于生乐⁽¹²⁾，起居无节，故半百而衰也。

夫上古圣人之教下也，皆谓之虚邪贼风⁽¹³⁾，避之有时，恬淡虚无⁽¹⁴⁾，真气从之⁽¹⁵⁾，精神内守⁽¹⁶⁾，病安从来。是以志闲而少欲⁽¹⁷⁾，心安而不惧，形劳而不倦，气从以顺，各从其欲，皆得所愿。故美其食⁽¹⁸⁾，任其服⁽¹⁹⁾，乐其俗⁽²⁰⁾，高下不相慕⁽²¹⁾，其民故曰朴⁽²²⁾。是以嗜欲不能劳其目⁽²³⁾，淫邪不能惑其心，愚智贤不肖，不惧于物⁽²⁴⁾，故合于道。所以能年皆度百岁而动作不衰者，以其德全不危⁽²⁵⁾也。

【词解】

（1）春秋：指人的年龄。

（2）知道：懂得养生的道理和法则。

（3）法于阴阳：效法天地阴阳变化之规律。

（4）和于术数：运用各种养生方法去调和。术数，此指导引、吐纳等养生的方法。

（5）不妄作劳：不违背常规地劳作。

（6）形与神俱：形体与精神活动健全和谐。

（7）天年：人的自然寿命。

（8）以酒为浆：把酒当作汤水饮用，指嗜酒无度。

（9）入房：行房事。

（10）不知持满：不知道保持体内精气的充盈。

（11）不时御神：不善于控制精神活动。

（12）务快其心，逆于生乐：指贪图一时欢乐，违背生命长久安乐。

（13）虚邪贼风：四时不正之气，泛指一切乘虚伤人致病的外来邪气。

（14）恬淡虚无：思想安闲清静，心无杂念。

（15）从之：从顺、调和。

（16）内守：安守体内而不外散。

（17）志闲而少欲：控制嗜欲，从而思想清静而少欲。

（18）美其食：自认为饮食香美。

（19）任其服：无论穿什么衣服都感到满意，不拘束于外在的装饰。任，随便，不拘束。服，服装。

（20）乐其俗：在任何风俗环境下生活，都能感受到快乐。

（21）高下不相慕：社会地位尊卑贵贱不相倾慕，而安于本位。

（22）朴：指质朴敦厚。

（23）嗜欲不能劳其目：指嗜好欲望不能劳其视听。

（24）不惧于物：不追求食色等外物。

（25）德全不危：一个人如果能够修养品德、顺应自然规律，就能避免身心受到伤害，从而健康长寿。德，乃修道有得于心。全面符合养生之道即德全。不危，修道全面而没有偏差。

【解析】

本节阐述了养生的重要意义，提出了五项养生法则，并进一步总结出指导养生活动的两大基本纲领。

首先通过对比古今之人的不同寿命，讨论人之长寿或早衰的原因在于人为，指出懂得养生之道，重视养生的人可以尽终天年，健康长寿；而不遵循养生法则，忽视养生的人则半百而衰，从而强调了养生的重要意义。

　　然后提出了古人五项养生法则。一是法于阴阳，即效法自然界阴阳消长变化规律和特点，适应自然气候与外界环境的变化。二是和于术数，即使用导引、吐纳等适宜的养生方法锻炼身体。三是食饮有节，即饮食要讲究和五味、忌偏嗜、适寒温、节饥饱等。四是起居有常，即日常生活作息、工作等要有规律。五是不妄作劳，即勿要身心劳作太过，房事要适度。只有懂得此养生法则的人，才能形体与精神活动健全和谐，寿尽百岁。而那些早衰的人，是因为违背了此养生法则，恣意妄为，放纵嗜欲，以致天真精气耗竭。

　　接着进一步阐发了指导养生活动的两大纲领：一是对外要"虚邪贼风，避之有时"，即适应外界自然环境，避免虚邪贼风等侵袭人体，导致精气耗伤，应当根据不同时令节气及时加以规避防范。二是对内要"恬淡虚无、精神内守"，即调摄精神，调养神志，一要做到恬淡虚无，避免情志过激，保持精神娴静，如此气血的运行才能和顺；二要精神内守，神守于内，则气不耗于外，则百病不生。调养神志的关键在于"志闲而少欲"，即控制意志，减少嗜欲。另外，通过列举圣人对待衣食住行、风俗习惯、社会与经济地位等差异的正确态度，提示人们只有这样才能保持精神安和、形体强壮，气血阴阳状态通条和谐，遵循真正的养生之道，必然长寿而不衰。以上养生纲领与法则对今天我们的养生保健仍有重要指导意义和实践价值。

【养生应用】

1. 适应自然，外避邪气　人生于天地之间，人体生命活动与自然界息息相关。自然界的阴阳消长变化，会对人体健康产生重要影响。如当风、寒、暑、湿、燥气候发生异常变化，人体不能适应时，就可能导致疾病的发生。中医养生学认为人应当在主动认识自然界的阴阳消长变化规律与特点的基础上，通过"法于阴阳，和于术数""虚邪贼风，避之有时"，有意识地对自己的精神情志、起居劳作、饮食种类、生活方式等进行养生调摄，适应自然阴阳变化之道，增强对外界变化的适应能力；同时还要通过因时制宜等诸多养生方法预防外邪侵袭人体。总之，人们应当掌握自然规律，顺应天地阴阳变化，来防病治病，摄生保健，以达益寿延年的目的。

2. 调摄精神，形与神俱　人体的形与神互为依存，协调统一，形是神的物质基础，神是形的生命表现。"神明则形安"，神为形之主，神可驭形。神不仅主导着人体的精神活动，也主宰着物质能量代谢，以及调节适应、卫外抗邪等脏腑组织的功能活动。中医养生既重视养形，更强调养神。正如"恬淡虚无，真气从之；精神内守，病安从来"。精神养生是中医养生学的核心内容，贯穿中医养生之始终。养神得当，则人体七情调和，脏腑协调，气顺血充，阴平阳秘，"形与神俱"，福寿绵长。本节从避免过度的情志活动和保持精神内守两方面，在方法上进行了概括总结，提出调养神志的关键在于"志闲而少欲"，即控制意志，减少嗜欲。思虑七情，声色嗅味，过其度则为害，适其度则利于生。从精神活动而言，要对它们加以控制，避免妄求造成精神负担和压抑。此为后世精神养生提供了宝贵的经验。

3. 节制饮食，固护脾胃 "食饮有节"，不能"以酒为浆"，体现饮食养生方法。饮食是人赖以生存和维持健康的基本条件，而精气血津液来源于饮食，是人体赖以生存的营养物质，它的化生主要依赖脾胃运化。如果饮食无节制，暴饮暴食，导致脾胃受损，则后天之本不固，气血生化之源乏竭，正气虚损，成为影响人体健康的重要原因之一。如李东垣所言："内伤脾胃，百病由生。"因此，可通过饮食养生方法，做到食饮有节，注意饮食宜忌，根据食物特性，合理选择和调和食物，从而达到补益脾胃、预防疾病、延年益寿的目的。

【原文】

帝曰：人年老而无子者，材力$^{(1)}$尽邪？将天数$^{(2)}$然也？岐伯曰：女子七岁，肾气盛，齿更发长。二七而天癸至$^{(3)}$，任脉通，太冲脉盛，月事以时下，故有子。三七，肾气平均$^{(4)}$，故真牙生而长极$^{(5)}$。四七，筋骨坚，发长极，身体盛壮。五七，阳明脉衰，面始焦，发始堕。六七，三阳脉衰于上，面皆焦，发始白。七七，任脉虚，太冲脉衰少，天癸竭，地道不通$^{(6)}$，故形坏而无子也。丈夫八岁，肾气实，发长齿更。二八，肾气盛，天癸至，精气溢泻$^{(7)}$，阴阳和，故能有子。三八，肾气平均，筋骨劲强，故真牙生而长极。四八，筋骨隆盛，肌肉满壮。五八，肾气衰，发堕齿槁。六八，阳气衰竭于上，面焦，发鬓颁白$^{(8)}$。七八，肝气衰，筋不能动。八八，天癸竭，精少，肾脏衰，则齿发去，形体皆极。肾者主水$^{(9)}$，受五脏六腑之精而藏之，故五脏盛，乃能泻$^{(10)}$。今五脏皆衰，筋骨解堕，天癸尽矣，故发鬓白，身体重，行步不正，而无子耳。帝曰：有其年已老，而有子者，何也？岐伯曰：此其天寿过度，气脉常$^{(11)}$通，而肾气有余也。此虽有子，男子不过尽八八，女子不过尽七七，而天地$^{(12)}$之精气$^{(13)}$皆竭矣。帝曰：夫道者年皆百数，能有子乎？岐伯曰：夫道者能却老而全形，身年虽寿，能生子也。

【词解】

（1）材力：指精力，即生殖机能。

（2）天数：自然所赋的寿命数，即天年。

（3）天癸至：天癸为藏于肾中具有促进生殖功能发育、成熟、旺盛的先天精微物质。至，成熟、充盛之义。

（4）平均：充足、充满。

（5）真牙生而长极：智齿生出，发育完全、成熟。

（6）地道不通：月经停止来潮。

（7）精气溢泻：溢，盈满。肾气充实，生殖之精即能外泻。

（8）颁白：颁，同斑。颁白，即头发黑白相杂。

（9）肾者主水：指肾藏精的功能。

（10）五脏盛，乃能泻：指五脏精气盛，则肾乃能泄精。

（11）常：通"尚"。

（12）天地：指男女。

（13）精气：指天癸。

【解析】

本节主要论述人体生殖功能盛衰的过程及男女生长壮老的规律。女子生殖功能的变化以七岁为一阶段，从七岁到二七，是生长发育期，肾气逐渐充盛，天癸发育日渐成熟，冲任二脉充盈旺盛，月经开始来潮，并具有生育能力。三七、四七，是壮盛期，生育能力最为旺盛，身体发育迅速，筋骨强健。五七、六七，为衰老期，颜面荣华渐颓，生育能力由盛转衰。七七，是天癸衰竭时期，冲任脉衰，月经闭止，丧失生育能力。男子生殖功能的变化以八岁为一阶段，盛衰过程与规律类同女子，其天癸成熟期在二八，表现为精液满泻，同时具备生育能力；五八，天癸始衰，至八八衰竭，丧失生育能力，形体的盛衰也同步发展。然而，有的人年过七七、八八，却仍然具有生育能力，原因主要有两种情况：一是先天禀赋旺盛，其肾气充沛有余；二是养生得法，能延缓衰老，即可推迟天癸衰竭之期而保持生育能力。可见，肾气即先天真气是贯穿男女生殖功能盛衰过程的主导因素，重视坚持养生以保养肾精，从生殖功能的角度亦强调了养生的重要性。

【养生应用】

先天之精由父母遗传而来，藏于肾，精化为气，是为先天真气，即为本节所讲之肾气。人体生殖功能盛衰过程的主导因素在于肾气。"肾为先天之本"，主藏精，主生长、发育与生殖。肾中精气的盛衰与人体生长壮老过程直接相关，影响着人的生殖机能。《黄帝内经》将充实真气、畅达真气作为养生宗旨，以维持生气不竭，达到延缓衰老的目的。可见，人欲维护健康、延缓衰老、延年益寿必须以保养肾之精气为首务。现代研究提示，补肾有助于提高机体免疫力、延缓衰老等。

中医养生十分重视养肾，护肾养生、保养肾精，主要要做到积精全精、补精益精两个方面。积精全精即要注意保持肾精的盈满。正如孙思邈提出养生者应做到"少思、少念、少事、少语、少笑、少愁、少乐、少喜、少好、少恶、少欲、少怒"，即通过日常生活行为的节制来顾护肾精。还要避免过早结婚、房事过度等耗损肾精的行为。补精益精即是在日常生活中多注意对肾精的补益，以保障肾精的充足。比如选择紫河车、熟地黄、黄精、桑葚、黑芝麻等可以补肾填精的药食，或艾灸，推拿涌泉、关元、肾俞等有补肾益精功效的穴位，或练习补肾养精的导引气功等。

【原文】

黄帝曰：余闻上古有真人⁽¹⁾者，提挈天地，把握阴阳⁽²⁾，呼吸精气⁽³⁾，独立守神⁽⁴⁾，肌肉若一⁽⁵⁾，故能寿敝天地⁽⁶⁾，无有终时，此其道生。

中古之时，有至人者，淳德全道⁽⁷⁾，和于阴阳，调于四时，去世离俗⁽⁸⁾，积精全神，游行天地之间，视听八达之外，此盖益其寿命而强者也，亦归于真人。

其次有圣人者，处天地之和⁽⁹⁾，从八风⁽¹⁰⁾之理，适嗜欲于世俗之间，无恚嗔⁽¹¹⁾之心，行不欲离于世，被服章，举不欲观于俗，外不劳形于事，内无思想之患，以恬愉为务，以自得为功，形体不敝⁽¹²⁾，精神不散，亦可以百数。

其次有贤人者，法则天地⁽¹³⁾，象似日月⁽¹⁴⁾，辩列星辰⁽¹⁵⁾，逆从阴阳，分别四时⁽¹⁶⁾，将从上古，合同于道⁽¹⁷⁾，亦可使益寿而有极时。

【词解】

（1）真人：指养生修养最高的一类人。《黄帝内经》根据养生成就之高低分为真人、至人、圣人、贤人四类。

（2）提挈天地，把握阴阳：把握自然界阴阳变化的规律。提挈，即把握。

（3）呼吸精气：指气功中的吐纳调息法。

（4）独立守神：自我控制精神，保持其内守而不外驰。

（5）肌肉若一：指肌肤保持青春而不衰老。

（6）寿敝天地：与天地同寿。

（7）淳德全道：淳德，修养之所得淳厚。全道，全面把握养生之道。

（8）去世离俗：避开世俗习气的干扰。

（9）和：天地间淳和之气。

（10）八风：东、南、西、北、东南、西南、西北、东北八方之风。

（11）恚嗔：指生气、恼怒。

（12）敝：坏也。

（13）法则天地：效法天地阴阳变化之道。

（14）象似日月：仿效日月昼夜盈亏之道。

（15）辩列星辰：古代依天象变化而行养生之法。辩，通辨。

（16）逆从阴阳，分别四时：分别四时之节序，顺从其阴阳变化规律。逆从，偏义复词，取"从"义。

（17）将从上古，合同于道：指追随上古之人，使自己的行为符合养生之道。将从，追随之意。

【解析】

本节以真人、至人、圣人、贤人四种养生家为例，阐述其不同的养生方法及其所达到的境界。真人之养生，境界最高，他们能把握天地阴阳变化规律，并化为自己的养生行为，施行精妙的养生法术，从而使形体持久强健不衰，达到形神合一。至人根据四时阴阳调节自身行为，离世以避时俗纷扰，独居以积聚精气而健全精神，也能达到较高的养生境界。圣人的养生方法是适应气候变化以避邪安正，处于世俗之中而独能保持精神上的恬愉、形体上的劳而不倦，以求健康长寿。贤人注重养生技巧，如推步天象，仿效日月星辰运行及四时节序特点来指导养生活动，可以取得一定的养生效果。

本段养生思想受道家影响较大。顺四时、和阴阳、去世离俗、恬淡虚无，以及吐纳、导引、养生等养生方法都属道家，可见道家对于《黄帝内经》养生学说的形成有很大影响。当然，由于时代不同，其中某些养生方法已不适用于今天，也有的偏于消极，学习时要择善而取。

【养生应用】

随着社会的发展和生活水平的提高，中国文化尤其是中医药养生文化中包含智慧的传统生活方式得到认可和激活。本节提出的"真人、至人、圣人、贤人"四种养生境界，以及他们所遵循的养生之道，为现在的人们提供了养生原则与方法的借鉴。例如要把握天地阴阳变化规律，强调顺应四时节序，指导养生活动；重视精神的摄养，无论处于世俗之间，还是离于世俗而独处，都要求保持虚无恬愉的精神状态；采用专门的养生技术手法等。虽然我们可能无法掌握"真人和至人"的修炼方法，亦无法达到他们的境界，但是，我们完全可以向"圣人、贤人"学习，使生命的过程与自然相顺应，"而尽终其天年，度百岁乃去"。

二、学习与巩固

【习题】

1.本篇所论的养生方法主要有哪些？

2.养生的基本原则有哪些？

3.肾气与人体生长发育及生殖功能盛衰的关系是什么？

4.现代人哪些不良的行为习惯违背了养生之道？

【参考文献】

1.姚春鹏译注.黄帝内经［M］.北京：中华书局，2013.

2.王庆其.内经选读［M］.北京：中国中医药出版社，2011.

3.王洪图.内经选读［M］.北京：上海科学技术出版社，1997.

4.金志甲.内经［M］.2版.长沙：湖南科学技术出版社，2003.

5.刘焕兰.养生名著导读［M］.北京：人民卫生出版社，2017.

6.周海平.《黄帝内经》考证新释［M］.北京：中医古籍出版社，2016.

第二节 《素问·四气调神大论》养生经典

"四气调神大论"即四气调神的养生之道。其中四气,指四时春生、夏长、秋收、冬藏的规律。调,指调理、调摄。神,指精神情志活动。四气调神,指顺应四时变化规律来调摄人体的生命活动。因本篇主要告诫人们要顺应四时气候的变化以调摄精神情志等活动,从而保持机体内阴阳的相对平衡,达到身体健康防病的目的,故名篇。

一、《素问·四气调神大论》解读

【原文】

春三月,此谓发陈[1]。天地俱生,万物以荣,夜卧早起,广步于庭,被发缓形,以使志生;生而勿杀,予而勿夺,赏而勿罚,此春气之应,养生[2]之道也。逆之则伤肝,夏为寒变[3],奉长者少[4]。

夏三月,此谓蕃秀[5]。天地气交,万物华实[6],夜卧早起,无厌于日,使志无怒,使华英成秀[7],使气得泄,若所爱在外,此夏气之应,养长之道也。逆之则伤心,秋为痎疟[8],奉收者少,冬至重病。

秋三月,此谓容平[9]。天气以急,地气以明[10],早卧早起,与鸡俱兴,使志安宁,以缓秋刑[11],收敛神气,使秋气平,无外其志,使肺气清,此秋气之应,养收之道也。逆之则伤肺,冬为飧泄[12],奉藏者少。

冬三月,此谓闭藏[13]。水冰地坼[14],无扰乎阳,早卧晚起,必待日光,使志若伏若匿,若有私意,若已有得,去寒就温,无泄皮肤,使气亟夺[15],此冬气之应,养藏之道也。逆之则伤肾,春为痿厥[16],奉生者少。

【词解】

(1)发陈:藏久外达之势,指利用春阳生发之机,布散冬藏之故旧。发,发散,散开;陈,指陈久,与新生相对。

(2)养生:顺应春之生发之气。与下文"养长""养收""养藏"相对应。生,生发。

（3）寒变：因阳气生发不够而致的寒性病变。变，病义。

（4）奉长者少：供养夏长之气不足。与下文"奉收者少""奉藏者少""奉生者少"相对应。奉，供应、供养，义皆仿此。

（5）蕃秀：繁茂秀丽。蕃，茂也，盛也。秀，华也，美也。

（6）华实：指草木开花结果。华，同"花"；实，果实。

（7）华英成秀：指神气旺盛饱满。华英，即人之神气。"秀"，茂盛、秀美，引申为旺盛、充沛。

（8）痎疟：疟疾的总称。

（9）容平：形态平定而不再生长。容，生物的形态；平，平定。

（10）天气以急，地气以明：指风气劲急，萧瑟肃杀之象。

（11）秋刑：指秋季肃杀之气。

（12）飧泄：指大便泄泻清稀，并有不消化的食物残渣（完谷不化）。

（13）闭藏：阳气内藏，生机潜伏。

（14）水冰地坼：指水寒冰冻，大地冻裂之象。坼，裂开。

（15）亟夺：亟，频数，多次的意思。夺，耗夺，剥夺。

（16）痿厥：指痿证，即四肢痿软无力。

【解析】

本段论述了春夏秋冬四季的养生方法。①以"天人相应"整体观为指导思想，根据四时气候"发陈""蕃秀""容平""闭藏"的特点，提出人需要顺应春生、夏长、秋收、冬藏四时之气的变化规律来调节人之生命规律。这也是"法于阴阳"的具体体现。②指出了顺应四时的生活起居及精神情志的保养方法。春三月应该晚睡早起，披散头发，穿着宽松舒适的衣服活动，让精神充满生机，胸怀意志得以抒发；夏三月应该晚睡早起，不要对白天时间长、炎热感到厌倦，保持情志充沛旺盛，让精神如花般绽放；秋三月应该早睡早起，让精神安逸宁静，不再向外分散心志，以保持肺气清肃的功能；冬三月应该早睡晚起，保持情志伏匿而安静。要避寒就温，不要使皮肤开泄而令阳气不断地损失。③指出了在本季如不做好调神养生之道，在下一季节可发生疾病。春不生气，则至夏无阳，即所谓"逆之则无火"，如喻昌言"心火当旺反衰，则寒变"。夏不长气，阳气内郁，至秋天气凉阴气始生，内有阳气内郁，外有阴气欲入，阴阳交争，故为痎疟。秋不收气，冬则中焦虚寒、完谷不化而生飧泄。冬不藏气，譬如种子之埋于大地待春而发，阳气不藏，至春则无生机而生痿厥。

【养生应用】

春季，春阳发动，应顺养生气。宜振奋精神，畅达情志。肝旺于春，因此春季养生应以养肝护肝为先。肝主疏泄，条达气机，调畅情志，在志为怒，与怒的情绪关系密切，故有"大怒伤肝"之说，且春季也是多种肝病及精神类疾病的高发期和高复发期。所以，保持心情舒畅，防止或避免动怒是春季养生、怡情养肝的基本大法。在起居调节方面，春季应该晚睡早起、晨起多梳头可使诸阳之会的头部得到按摩，有利于阳气的通达宣发。在形体运动方面可外出散步或慢跑，或选择传统动功如太极拳、八段锦、五禽戏等，使机体阳气生发。

夏季，阳气隆盛，应顺养长气。应积极进取，保持精神愉快。心旺于夏，夏季养生应以养心护心为先。心主神明，与人的各种情志活动联系紧密，因此夏季应使心情平静淡泊，静心安神。对于心气虚弱，痰血瘀阻之胸痹患者，夏天应避免过喜或过怒，耗散心之气血，使病情加重。在起居调节方面，夏季宜晚睡早起，午睡不可太久。可适当进行日光浴，顺养长气，切忌过于避热趋凉。夏季运动锻炼应强度适中，适当出汗，循序渐进，持之以恒，保持机体气血旺盛。

秋季，阳气收敛，应顺养收气。宜安心静养，使情绪平和，勿暴怒狂喜悲忧，使神气收敛。肺旺于秋，秋令主气燥邪最易伤肺，肺燥阴伤，宣降失职，则易出现干咳少痰，口咽干燥等呼吸系统疾病。因此，秋季养生应以养肺润肺为先。在起居调节方面，秋季宜早睡早起，不宜熬夜和懒睡。清晨应到室外呼吸新鲜空气，室内保持一定湿度，避免感受燥邪。秋季宜早起到室外进行适当的体育活动，可做吐纳调气类的功法，以增强肺的功能。

冬季，阳气闭藏，应顺养藏气。应保持精神内敛，含蓄宁静，勿恐惧惊吓，避免精气耗散。肾旺于冬，冬令主气寒邪易损肾，肾阳为人体阳气之根本，肾精为人体生长壮老已的根本物质，故冬季养生以温肾藏精为主。起居调节方面，冬季宜早睡晚起，居室要防寒保暖，同时要节制房事。冬季应待太阳出来后到室外活动，且活动应避免汗出过多。可适当选择内养功锻炼，以保持人体阳气密固，肾精内藏而旺盛。

【原文】

天气⁽¹⁾，清净⁽²⁾光明⁽³⁾者也，藏德不止，故不下也⁽⁴⁾。天明⁽⁵⁾则日月不明，邪害空窍⁽⁶⁾，阳气者闭塞，地气者冒明⁽⁷⁾，云雾不精⁽⁸⁾，则上应白露⁽⁹⁾不下，交通不表，万物命故不施⁽¹⁰⁾，不施则名木多死。恶气不发，风雨不节，白露不下，则菀槁不荣⁽¹¹⁾。贼风数至，暴雨数起，天地四时不相保，与道相失，则未央绝灭。唯圣人从之，故身无奇病⁽¹²⁾，万物不失，生气不竭。

【词解】

（1）天气：实为四时之主气，即春气、夏气、秋气、冬气之总称。

（2）清净：有安定、守常、逐渐之义。

（3）光明：谓天道"由微而著，由著而极"，继承发扬日复一日逐渐蓄积以致盛极之义。

（4）藏德不止，故不下也：天地因蕴藏的化育之德运行不息，所以能够保持其内在的力量而不衰竭。藏，蓄也，此处有隐隐而不显露之义。德，古代特指天地化育万物的功能。不止，即不停息。不下，是言万物凭借所藏之德，永不泯灭之谓。

（5）天明：天气昏暗。"明"通"萌"，"萌"用同"蒙"，暗也。

（6）邪害空窍：邪气充满天地之间。空窍，即孔窍，指天地之间，亦指人之两目，古人常以日月比喻二目，如《灵枢·邪客》云："天有日月，人有两目。"

（7）冒明：昏蒙不清。冒，即盖住之意。

（8）云雾不精：联系前文天地之气隔绝，云雾不能输精于上的一种状态。

（9）白露：甘露。

（10）不施：停止生长。

（11）菀槁不荣：草木枯萎之象。

（12）奇病：胡澍注："奇当为苛字，形相似而误。"苛病，即重病。

【解析】

本段论述了四时之气，在正常情况下有其自身规律和秩序，表现为安定守常，循序而不妄动，蓄积升迁，永不停息。例如地气气化上升而为云雾，天气气化下降为雨露。然而当自然界在上的清阳和在下的浊阴不能相交合，便会导致四时气候失常，如云雾不能输精于上，雨露则不得布施于下，从而天地四时的变化就失去了秩序，违背了正常的规律，万物的生命就不能延续。圣人明白天地规律，能够顺从天地四季变化之气，顺势而为，所以身无大病，进而保持生机勃勃，充满活力。

【养生应用】

本段以天地自然变化的有序与无序对万物生命的影响来映射人体的生命活动，其强调的正是天人合一的养生观。养生首先须知晓天地运行之道，即上段所描述的天地四时的生、长、收、藏的变化特点。其次养生就要遵循天地运行之道，即人们的行为起居和精神情志等都需要顺应四时变化进行调养维护，使人体一身之气与天地运行规律相一致。最终人类要与环境相和谐，不要盲目去破坏自然环境，要保护和维持"春生助夏长，夏长助秋收，秋收助冬藏，冬藏又助春生"的这种和谐天地之气，只有人养环境，环境才会养人。

【原文】

逆春气则少阳⁽¹⁾不生，肝气内变⁽²⁾；逆夏气则太阳不长，心气内洞⁽³⁾；逆秋气则太阴⁽⁴⁾不收，肺气焦满⁽⁵⁾；逆冬气则少阴⁽⁴⁾不藏，肾气独沉⁽⁶⁾。夫四时阴阳者，万物之根本也。所以圣人春夏养阳，秋冬养阴⁽⁷⁾，以从其根，故与万物沉浮于生长之门⁽⁸⁾。逆其根，则伐其本，坏其真矣。故阴阳四时者，万物之终始也，死生之本也，逆之则灾害生，从之则苛疾⁽⁹⁾不起，是谓得道。道者，圣人行之，愚者佩⁽¹⁰⁾之。从阴阳则生，逆之则死；从之则治，逆之则乱。反顺为逆，是谓内格⁽¹¹⁾。

是故圣人不治已病治未病，不治已乱治未乱，此之谓也。夫病已成而后药之，乱已成而后治之，譬犹渴而穿井，斗而铸锥⁽¹²⁾，不亦晚乎？

【词解】

（1）少阳：春之气。春应少阳，少阳应生气，生气应肝。与下文"太阳即夏之气""少阴即秋之气""太阴即冬之气"对应。

（2）肝气内变：肝气内郁而发生病变。变，即变动，病变。

（3）心气内洞：心气内虚不足。洞，即空虚。

（4）太阴、少阴："太阴"与"少阴"当互易。丹波元简曰："以太阳、少阳例推之，此以时令而言之，乃太阴、少阴疑是互误。"

（5）肺气焦满：肺热叶焦，胸中胀满。张介宾曰："逆秋气，则太阴之令不收，而肺热叶焦，为胀满也。"

（6）肾气独沉：肾气失藏而下泄为病。独沉，《甲乙经》《太素》均作"浊沉"。浊，乱也，引申为失常。沉，坠也，引申为下泄。

（7）春夏养阳，秋冬养阴：春夏顺从生长之气，秋冬顺从收藏之气。即春养生，夏养长，秋养收，冬养藏。

（8）与万物沉浮于生长之门：人与自然万物一样，在生长收藏的生命过程中运动发展。沉浮，犹言降升，意为运动。门，门径，道路。

（9）苛疾：疾病。苛，同"疴"，病也。

（10）佩：违背，违逆。"佩"通"倍"《释名·释衣服》："佩，倍也。"《说文·人部》："倍，反也。"

（11）内格：人体内在功能活动与自然阴阳变化不相协调。

（12）铸锥：铸造武器。锥，《太素》作"兵"。

【解析】

本段进一步阐明了"四时阴阳"与人体之间关系的重要性。①论述了违反四时气候的变化规律对人体造成的危害，尤其指出逆四时之气，将会造成四时所主之脏受病。即少阳之气如不能生发敷陈，就会肝气内郁而发生病变；太阳之气如不能旺盛生长，就会心气虚少而导致病变；少阴之气如果不能向内收敛，就会肺热叶焦发为胀满；太阴之气如不能闭藏，就会肾气失藏而下泄为病。②论述了"春夏养阳，秋冬养阴"的原则。所谓"春夏养阳"，即由于春夏阳气生长，故春夏应顺应自然界的生化特性促进阳气的生、长；所谓"秋冬养阴"，即由于秋冬阳气收藏，故秋冬应顺应自然界的生化特性促进阳气的收、藏。③指出了阴阳是万物的根本，其在四季中的变化，就是万物的终结与开始。顺应阴阳变化之规律则生，即不会发生疾病灾害，如违背阴阳变化的规律则死，即发生疾病灾害。④提出了"治未病"的重要原则。以"渴而穿井""斗而铸锥"为比喻，说明未病先防的重要性，即"治未病"的预防医学思想。

【养生应用】

1."春夏养阳，秋冬养阴"理论的养生实践应用 "春夏养阳，秋冬养阴"理论，不仅是顺应四时，调理人体阴阳的重要养生原则，而且经过历代医家的不断研究与发挥，在养生实践中有广泛的应用指导价值。

（1）以顺应四气变化规律而论，认为四时阴阳是万物之根本，万物皆生于春，长于夏，收于秋，藏于冬，人亦应之。所以春夏当顺其生长之气，即养阳也；秋冬当顺其收藏之气，即养阴也。如明代马莳云："所以圣人春夏而有养生养长之道者，养阳气也。秋冬而有养收养藏之道者，养阴气也。"顺应四时在生活起居、精神调养方面，前文已作了详细阐述，其对于饮食调养亦有很大的指导意义。如春季宜食芽类蔬菜如香椿、豆苗等，适当增加辛味食物的摄入，以助肝气升发。夏季宜食叶类蔬菜及瓜果，应避免选择损伤阳气、不利于阳气长养的食物。秋季宜食滋阴润肺的食物如百合、蜂蜜等，亦可食用润燥之水果，避免过食辛辣之物。冬季宜食温而不腻之食物，如牛、羊、鸡之肉，龙眼、大枣等果品，亦可稍饮醇酒，以助肾气，活血通脉。

（2）以阴阳互制而论，认为"养"即抑制、削弱之义，因春夏阳盛而易伤阴，秋冬阴盛而阳气易损。故春夏宜食寒凉以制阳亢，秋冬食温热以抑阴盛。如唐代王冰《增广补注黄帝内经素问》："春食凉，夏食寒，以养于阳，秋食温，冬食热，以养于阴，滋苗者必固其根，伐下者必枯其上，故以斯调节，从顺其根。"如在盛夏炎热之时，可适量食用甘寒之物以生津，防止热盛津伤；如在严冬寒冷之时，可适量进食温补之物以助阳气，防止阴寒内盛。

（3）以阴阳互根而论，认为春夏养阳，是为秋冬养阴做准备；秋冬养阴，是为春夏养阳奠定基础。善治病者，当顺时令，立四时疾病互治规矩。如张介宾说："夫阴根于阳，阳根于阴，阴以阳生，阳以阴长。所以圣人春夏则养阳，以为秋冬之地，秋冬则养阴，以为春夏之地，皆所以从其根也。今人有春夏不能养阳者，每因风凉生冷，伤此阳气，以致秋冬，多患疮泻，此阴胜之为病也；有秋冬不能养阴者，每因纵欲过热，伤此阴气，以致春夏，多患火证，此阳胜之为病也。"所以我们应该从四季养生整体出发，顺其时令，调养阴阳，使之平衡协调，防患于未然。

（4）以阴阳虚盛而论，认为春夏阳盛于外而虚于内，宜养其内虚之阳；秋冬阴盛于外而虚于内，宜养其内虚之阴。善养生者，春夏培养内虚之阳，秋冬培养内虚之阴。如张志聪说："春夏之时，阳盛于外而虚于内；秋冬之时，阴盛于外而虚于内。故圣人春夏养阳，秋冬养阴，以从其根而培养也。"所以春夏不能因清热而过食寒凉，使寒邪入侵中焦而损伤脾胃阳气。春夏运动要适度，以防汗出过多津液带阳气外泄而引起中暑或者阳虚等问题。秋冬不可过食温补之物，使阳气郁于体内而生火耗竭阴液。秋冬可适当进行一些运动使机体阳气不会封藏太过而导致内火或食积等问题。

2. "治未病"养生预防思想的实践应用 针对无病的健康人群，运用"治未病"理论，做好无病养生，可以增强体质，提高机体抗病能力，防止病邪侵袭，从而预防疾病的发生。正气的强弱是发病的关键，因此从提升人体正气入手，通过顺应自然环境的情志、饮食、作息、着装、地域调配，遵循四时变化规律；合理利用社会环境的有利因素，改善自身的交际活动，适应并融入社会；加强修德养性，选择适宜的风雅意趣；注重静养神明，锻炼形体，调体、调息、调心相结合；避免过劳、过逸，并采取合理的睡眠方法和措施，保证睡眠质量；辅以针灸、推拿、按摩、药膳、药物调理等，不断增加机体抗病能力。另外，还应防止环境、水源和食物的污染，勤洗手，房间常开窗透风，以及在传染病流行时不到人群密集、人流量大的地方去，防止病邪侵害；采取主动或被动免疫，事先服食某些药物或注射疫苗，提高机体的免疫能力；定期进行健康体检，适时监测人体健康状况，并根据体检结果对形神进行调养。

根据 WHO 的一项全球性调查发现，全世界处于健康状态的人群仅有 5%，而 75% 的人处于亚健康状态。亚健康状态严重影响人们的生活质量和工作效率，是疾病的萌芽状态或者是疾病前状态。亚健康状态如果得不到有效的干预调理，往往很容易向病症方向发展或变为疾病状态。因此对亚健康人群进行中医治未病干预调理，有助于杜绝其向疾患方向发展或防止其发作。如面对临界高血压、血糖调节受损、血脂调节异常、高尿酸血症、围绝经期综合征等疾病前状态，应进行适时调治，在改善生活方式的基础上以中医药干预为主，整体调理和改善症状，以期实现临床痊愈，避免发展为相关疾病。

> **养生小贴士**
>
> "冬病夏治，夏病冬治"是中医学"天人合一"的整体观和"治未病"的防治观的具体运用。冬病夏治，即借助自然界夏季阳旺阳升，人体阳气有随之欲升欲旺之趋势，体内凝寒之气易解的状态，对阳虚者采用温阳之法，从而发挥扶阳祛寒的作用。另外，夏季使阳气充足则冬季不易被寒伤而发病，有预防疾病复发之功效。如许多呼吸系统疾病、风湿痹证、脾胃疾病均可通过如"三

伏贴"穴位贴敷进行干预。夏病冬治，即借助自然界秋冬阴气较甚，人体阴气滋生，阳气内藏之趋势，使体内的阴精易于滋生，对于阴虚的患者用滋阴之法，以达到阴生制阳之目的，同时为春夏阳旺之季储备物质基础，避免春夏之季阴虚火旺之病的复发。如对阴精亏损，阳气偏亢之眩晕病证，在冬季给予滋阴柔肝之药物，借助时令闭藏之际，培植人体真阴，从而弥补夏时阴精不足，预防或减轻病证之发作。

二、学习与巩固

【习题】

1. 试述四时养生的主要内容？

2. 如何理解"春夏养阳，秋冬养阴"的含义？

3. 试述"治未病"的含义及实践意义？

【参考文献】

1. 贺娟，王小平. 内经讲义［M］. 北京：人民卫生出版社，2021.

2. 陈涤平. 中医治未病学概论［M］. 北京：中国中医药出版社，2021.

3. 龚婕宁. 中医四时养生［M］. 北京：人民卫生出版社，2019.

4. 王洪图. 内经［M］. 北京：人民卫生出版社，2011.

5. 李伟，王琦."天气清净，光明者也，藏德不止，故不下也"考释［J］. 云南中医学院学报，2017，40（03）：94-96.

第三节 《灵枢·五味》养生经典

《灵枢·五味》首先论述胃为五脏六腑之海，阐释饮食经口入胃后，经过胃之受纳、腐熟后转输于脾，脾之运化升清，上输于肺，经肺之宣布，传之于五脏六腑，四肢百骸，以维持人体整体生命活动过程。其次，阐发了五谷、五果、五畜、五菜等的五色、五味对人体五脏生理、病理、宜忌等所起的不同作用。《灵枢·五味》是后世调补脾胃养生与食疗、饮食五味宜忌养生的重要理论渊源，至今仍然深刻影响着中医养生理论与实践。

一、《灵枢·五味》解读

【原文】

黄帝曰：愿闻谷气有五味，其入五脏，分别奈何？

伯高曰：胃者，五脏六腑之海也，水谷皆入于胃，五脏六腑皆禀气于胃。五味各走其所喜，谷味酸，先走肝；谷味苦，先走心；谷味甘，先走脾；谷味辛，先走肺；谷味咸，先走肾。谷气津液已行，营卫大通，乃化糟粕，以次传下。

黄帝曰：营卫之行奈何？

伯高曰：谷始入于胃，其精微者，先出于胃之两焦，以溉五脏[1]，别出两行[2]，营卫之道。其大气[3]之抟[4]而不行者，积于胸中，命曰气海，出于肺，循喉咽，故呼则出，吸则入。天地之精气[5]，其大数常出三入一[6]，故谷不入，半日则气衰，一日则气少矣。

【词解】

（1）先出于胃之两焦，以溉五脏：谓水谷精微首先从中焦脾胃化生，而后到达上焦与下焦，以滋润濡养五脏。之，至。

（2）别出两行：谓水谷精微自中焦脾胃即分化为二，即营气和卫气，分别运行于脉内和脉外。

（3）大气：宗气。

（4）抟（tuán）：集聚。

（5）天地之精气：由呼吸而入的天之清气和由饮食而入的地之谷气。

（6）出三入一：水谷所化有营卫、宗气和糟粕三种，而来源主要有饮食一途。

【解析】

本节用问答的方式首先阐释饮食五味滋养人体，必须经过胃的受纳腐熟，才能营养五脏六腑，这是胃为五脏六腑之海及五脏六腑之气皆禀受于胃的道理，正如《素问·五脏别论》所言："五味入口，藏于胃，以养五脏气……是以五脏六腑之气皆禀受于胃。"同时具备五味的水谷精微分别按五行属性通应于相应的五脏。若水谷之味酸，首先归肝脏；若水谷之味苦，首先归心脏；若水谷之味甘，首先归脾脏；水谷之味辛，首先归肺脏；若水谷之味咸，首先归肾脏。水谷中精微化生并充养营、卫二气，营、卫二气盈溢于周身，而水谷中的糟粕也由此化成，并依次向下传导而排出体外。

水谷精微自中焦脾胃就别而为二，化为营气和卫气，分别运行于脉内和脉外。由水谷精微化生的宗气是集聚不行的，积贮在胸中，胸中又称为"气海"。宗气出于肺脏，循于咽喉，因而肺呼则出，肺吸则入。天地间精气在人体中气化可总结为"出三入一"，即水谷所化有营卫、宗气和糟粕三种，而来源主要有饮食一途。因此，半天不能摄入饮食，就会导致精气衰减；一天不能摄入饮食，就会导致精气虚损。

【养生应用】

良好的饮食习惯，食饮有节是脾胃运化功能正常的必要条件，是人体营卫气血化生的前提，也是中医养生防治的重要内容。若饮食不节，过饥、过饱或饮食失时，损及脾胃，变生诸多疾病。《金匮要略·卷二十四》言："凡饮食滋味以养于生，食之有妨，反能为害……若得宜则益休，害则成疾，以此致危。"流行病学的资料也显示，饮食不规律往往是各种消化系统疾病的重要病因，如功能性消化不良、胃溃疡、胆囊炎、胆结石、肠易激惹综合征。《灵枢·五味》篇强调适时、适量进食对人体脾胃升降、营卫气血化生的重要意义，"谷不入，半日则气衰，一日则气少矣"。长期摄食不足，营养缺乏，气血生化乏源，既可造成脏腑失养，功能减退，全身虚弱，又可因正气不足，而招致邪袭，继发他病。若食无定时，胃之腐熟、脾之运化之节律就会被扰乱，水谷精微化生无序，清浊升降失常，导致食积、便秘、腹胀、腹泻、腹痛、呃逆等疾患。因此，顾护脾胃与食饮有节对中医养生、预防与治疗疾病具有重大的意义，诚如罗天益《卫生宝鉴》所论："节满意之食，省爽口之味，常不至于饱甚，即顿顿必无伤，物物皆为益，糟粕变化，早晚溲便按时，精华和凝，上下津液含蓄，神藏内守，荣卫外固，邪毒不能犯，痰疾无由作矣。"

【原文】

黄帝曰：谷之五味，可得闻乎？

伯高曰：请尽言之。

五谷：秔米[1]甘，麻[2]酸，大豆咸，麦苦，黄黍[3]辛。

五果：枣甘，李酸，栗咸，杏苦，桃辛。

五畜：牛甘，犬酸，猪咸，羊苦，鸡辛。

五菜：葵[4]甘，韭酸，藿[5]咸，薤[6]苦，葱辛。

五色：黄色宜[7]甘，青色宜酸，黑色宜咸，赤色宜苦，白色宜辛。凡此五者，各有所宜。

五宜[8]：所言五色者，脾病者，宜食秔米饭、牛肉、枣、葵；心病者，宜食麦、羊肉、杏、薤；肾病者，宜食大豆黄卷[9]、猪肉、栗、藿；肝病者，宜食麻、犬肉、李、韭；肺病者，宜食黄黍、鸡肉、桃、葱。

五禁[10]：肝病禁辛，心病禁咸，脾病禁酸，肾病禁甘，肺病禁苦。

肝色青，宜食甘，秔米饭、牛肉、枣、葵皆甘；心色赤，宜食酸，犬肉、麻、李、韭皆酸；脾色黄，宜食咸，大豆、豕肉[11]、栗、藿皆咸。肺色白，宜食苦，麦、羊肉、杏、薤皆苦。肾色黑，宜食辛，黄黍、鸡肉、桃、葱皆辛。

【词解】

（1）秔（jīng）米：粳米。

（2）麻：指芝麻。明·张介宾："麻，芝麻也。"

（3）黄黍：明·张介宾："黍，糯小米也，可以酿酒。北人呼为黄米，又曰黍子。"

（4）葵：冬葵，古代重要的蔬菜之一。

（5）藿：明·张介宾："藿，大豆叶也。"

（6）薤（xiè）：明·张介宾："薤，野蒜也。"

（7）宜：相称。此有相配之意。

（8）五宜：指五脏之病适宜食用的食物。

（9）大豆黄卷：明·张介宾："大豆黄卷，大豆芽也。"

（10）五禁：指五脏之病禁忌食用的食物。

（11）豕（shǐ）肉：猪肉。

【解析】

本节详细论述了五谷、五果、五畜、五菜的五味分类，以及饮食五味所宜、所忌理论。在五谷之中，粳米味甘，芝麻味酸，大豆味咸，麦味苦，黄黍味辛；在五果之中，枣味甘，李味酸，栗味咸，杏味苦，桃味辛；在五畜之中，牛肉味甘，犬肉味酸，猪肉味咸，羊肉味苦，鸡肉味辛；在五菜之中，葵味甘，韭味酸，藿味咸，薤味苦，葱味辛。就五色和五味的配属而言，黄色与甘味相宜，青色与酸味相宜，黑色与咸味相宜，赤色与苦味相宜，白色与辛味相宜。所有这五种颜色，分别有其相适配的滋味。

五味所宜、五味所禁理论是在五行生克制化思维背景形成的。五味所宜所指有二：一是与五脏属性相同之味滋养之，如脾色黄，黄色宜甘，故脾病宜食甘味的粳米饭、牛肉、红枣、冬葵；心色赤，赤色宜苦，故心病宜食苦味的麦、羊肉、杏、莲等；二是根据五脏的生理特性，依据"顺其性为补，逆其性为泻"的原则用食物之味予以调理，如肝色青，宜食甘，即顺肝气喜缓恶急的特性而以甘味补之。

五味所禁，是指五脏有病，禁用与之相克之味，如"肝病禁辛"，是因为辛属金，能克肝木。又因筋为肝之体，"多食辛，则筋急而爪枯"，所以"肝病禁辛"。再如"心病禁咸"，是因为咸味属水，能制心火。心主血脉，而"多食咸，则脉凝泣而变色"，所以"心病禁咸"等。(《素问·五脏生成论》)

【养生应用】

五味宜忌是中医养生与疾病调养的重要内容，本篇所论可供参考，在临床上不可拘泥，应根据疾病的具体情况灵活应用。如肝精亏虚，可以食酸，因酸能补肝也可以食甘，因为"肝苦急，急食甘以缓之"。还可以食咸，咸属水，水能生木。但要禁食辛，因辛属金，金能克木，但若肝气郁结可食辛以散之。

《素问·至真要大论》言："夫五味入胃，各归所喜，故酸先入肝，苦先入心，甘先入脾，辛先入肺，咸先入肾。"若长期嗜好某种性味的食物，就会导致该脏的脏气偏盛，功能失调而发生多种病变。《素问·生气通天论》言："阴之所生，本在五味，阴之五宫，伤在五味。"《素问·至真要大论》亦言："久而增气，物化之常也。气增日久，夭之由也。"五味偏嗜既可引起本脏功能失调，也可因脏气偏盛，以致脏腑之间平衡关系失调而出现他脏的病理改变。"味过于咸，大骨气劳，短肌，心气抑。"(《素问·生气通天论》)若过度摄入咸味食物，可能会肾水亢盛则侮土，上凌于心。现代研究也发现，高血压患者摄盐过量，可使机体排钠量增大，加重血压升高现象，后期可能诱发动脉粥样硬化，影响患者心脑血管，从而诱发脑梗死、脑出血、冠心病、心肌梗死等疾病，因此低盐饮食不仅是现代健康生活的条件，也是慢性疾病预防干预的基本要求，这与中医饮食五味宜忌的理念不谋而合。

二、学习与巩固

【习题】

1.人体气化过程"出三入一"的含义？

2.现代饮食普遍多辛辣，从饮食五味宜忌理论思考，偏嗜辛辣会损伤哪些脏腑？

3.查阅味觉分类的相关文献，思考饮食五味是否能涵盖所有味道？

【参考文献】

1.田代华.灵枢经［M］.北京：人民卫生出版社，2005.

2.王庆其.内经选读［M］.北京：人民卫生出版社，2006.

3.贡华南.味与味道［M］.上海：上海人民出版社，2008.

4.周海平.《黄帝内经》考证新释［M］.北京：中医古籍出版社，2016.

5.孙理军，张登本.黄帝内经灵枢经点评［M］.北京：中国医药科技出版社，2020.

第四节 《灵枢·天年》养生经典

"天年"谓人的自然寿命，即不受天灾、人祸、疾病干扰而自然生存的年限，换言之，就是一个人活到应该活到的年龄。

"天年"篇中重点论述"尽终天年"的道理和表现及夭寿的原因，故以《天年》为篇名。文中对人之始生到自然衰老过程中各阶段气血、脏腑、形态变化随年龄而不同的论述，说明了这种不同变化是以精、气、神三者之间的相互依存，相互为用为基础，这也是长寿的必备条件。后世所谓精、气、神是人身三宝的理论根据源于此。因此养生防病，要保护好精、气、神及其相互之间的正常关系。

一、《灵枢·天年》解读

【原文】

黄帝问于岐伯曰：愿闻人之始生，何气筑为基⁽¹⁾，何立而为楯⁽²⁾，何失而死，何得而生？岐伯曰：以母为基，以父为楯⁽³⁾；失神⁽⁴⁾者死，得神者生也。黄帝曰：何者为神？岐伯曰：血气已和，营卫已通，五脏已成，神气舍^{（5）}心，魂魄^{（6）}毕具，乃成为人。

黄帝曰：人之寿夭各不同，或夭寿，或卒死，或病久，愿闻其道。岐伯曰：五脏坚固^{（7）}，血脉和调，肌肉解利^{（8）}，皮肤致密，营卫之行，不失其常^{（9）}，呼吸微徐^{（10）}，气以度行^{（11）}，六腑化谷，津液布扬^{（12）}，各如其常，故能长久。黄帝曰：人之寿百岁而死，何以致之？岐伯曰：使道隧以长^{（13）}，基墙高以方^{（14）}，通调营卫^{（15）}，三部三里起^{（16）}，骨高肉满，百岁乃得终。

黄帝曰：其气之盛衰，以至其死，可得闻乎？岐伯曰：人生十岁，五藏始定，血气已通，其气在下^{（17）}，故好走^{（18）}；二十岁，血气始盛，肌肉方长，故好趋^{（19）}；三十岁，五藏大定，肌肉坚固，血脉盛满，故好步^{（20）}；四十岁，五脏六腑十二经脉，皆大盛以平定，腠理始疏，荣华颓落，发颇斑白^{（21）}，平盛不摇^{（22）}，故好坐；五十岁，肝气始衰，肝叶始薄，胆汁始灭^{（23）}，目始不明；六十岁，心气始衰，若忧悲，血气懈惰，故好卧；七十岁，脾气虚，皮肤枯；八十岁，肺气衰，魄离，故言善误；九十岁，肾气焦^{（24）}，四脏经脉^{（25）}空虚；百岁，五脏皆虚，神气皆去，形骸^{（26）}独居而终矣。

黄帝曰：其不能终寿而死者，何如？岐伯曰：其五脏皆不坚，使道不长，空外以张^{（27）}，喘息暴疾^{（28）}；又卑基墙^{（29）}，薄脉少血^{（30）}，其肉不石，数中风寒，血气虚，脉不通，真邪相攻，乱而相引^{（31）}，故中寿而尽也。

【词解】

（1）基：基础。

（2）楯：栏杆。引申为遮蔽和保卫。

（3）以母为基，以父为楯：形容人体胚胎的形成，母血为基础，父精为卫楯，阴阳两性结合而成。阴血为基础，阳气为外卫，阴阳互用，促成胚胎的发育生长。

（4）神：生命活动的总称。包括精神、意识、思维、知觉和运动诸功能。

（5）神气舍：神气指精神、意识之类，舍，藏的意思。

（6）魂魄：神之一。初生时耳目心识手足运动，是魄之灵。

（7）五脏坚固：是五脏发育好，功能全，阴阳调。

（8）解利：通达流畅的意思。

（9）常：指正常规律。

（10）呼吸微徐：指气息调匀，不粗不疾。

（11）气以度行：度，速度。气血运行的速度与呼吸之间维持着正常的节律关系。

（12）津液布扬：布是输布，扬是散扬。指津液运行、输布、散扬，畅通无阻。

（13）使道隧以长：鼻孔和人中沟的通道深邃而长。使道，指鼻孔和人中沟。隧，指深。

（14）基墙高以方：下巴和下颌部位高耸且方正。基墙，指面部，地阁部位为基，蕃蔽为墙。高以方，指高厚方正。

（15）通调营卫：指面色红润，光泽有神。

（16）三部三里起：指面部上、中、下三部分。分别以额角、鼻头、下颌角为标志。起是高起而不平陷。

（17）其气在下：气是人体生长之气，藏于肾，自下而起，人生十岁，气始盛，是生长发育的开端。

（18）走：疾趋之势。

（19）趋：疾行为趋。

（20）步：缓行之意。

（21）发颁斑白：颁指鬓，斑白，指黑白之间。

（22）平盛不摇：平盛指盛到极限。不摇指不再发展。

（23）灭：减之意。

（24）肾气焦：指肾所藏先天精气枯竭。焦，指枯竭。

（25）四脏经脉：指肝心脾肺及其经脉。

（26）形骸：指形体。

（27）空外以张：空，指孔。鼻孔外翻。

（28）喘息暴疾：指呼吸急促。

（29）卑基墙：与前相反，指面部瘦薄，骨肉塌陷。

（30）薄脉少血：指脉小血少，面色枯萎无神。

（31）真邪相攻，乱而相引：指正邪相互斗争，气血紊乱，不能驱邪外出，反而引邪深入。

【解析】

本篇从人体先天禀赋和后天发育条件，指出了精神昌亡，气血盛衰，脏腑强弱与生命过程（年龄）长短（寿夭）的关系；论述了生命过程各阶段在生理上（体态、行动、性格等方面）的特征。

篇名天年，预示人生懂此篇真谛，可得天然之年寿。全篇分为四个部分，首先叙说生命由先天之禀赋而来，先天禀赋是得享天年的重要条件之一，人体胚胎的形成，全赖父母精血的结合，胚胎生，脏腑成，魂魄渐备，心神始动，随着胚胎的发育而逐渐旺盛，并主宰着出生后人体生长衰老过程，是生死存亡的关键。父母生殖精气同后代个体的先天禀赋强弱有着密切关系，胚胎从孕育到分娩，全靠母体滋养，是后代先天禀赋形成的基础。此段强调的"失神者死，得神者生"的原则，成为中医诊法的重要内容，对临床观察病情进退，推断疾病预后有实用价值。

第二段叙说得享天年的人必然具备健壮的身体，这是基本的物质基础。古人通过两方面观察：一是人体的基本生理功能是否健全，如五脏发育良好，则血气得以化生，六腑发育良好，则水谷化为精微润养全身等，凡此，皆标志体质强壮，具备长寿的条件；二是从头面发育进行判断，头面部骨肉血脉及五官状态是五脏先天发育是否良好的标志，因而有助于判断寿夭。可知先天禀赋决定于父母孕养，因人而异，文中"呼吸微徐"涉及肺主治节，与后天气息调摄有关。

第三段叙说人生百年，少、壮、老、衰是其必然的规律，是完整的生命过程。以十岁为阶段，论述了人体生长壮老已的生命过程及各阶段表现、生理特点。从出生到十岁，人体发育之始，五脏渐趋稳定，生气由下而升，活泼爱动；后随气血逐渐旺盛，行动矫健以至稳重；四十岁，盛极则衰，颜面颓落，鬓发渐白，喜静好坐；从五十起，心脾肺肾之精气相继衰竭老态毕现；及至百岁，五脏精气均告枯竭，生命力消失，留下身躯空壳而寿命终结。此段可知，人之生命，来源先天精气，精气藏于肾，自然盛衰的规律，表现在形体、感觉、运动、性情、思维各方面。

最后一段叙说不得享天年仅中寿而死者，皆由于身体不健壮，物质基础不够坚实之故。其原因有二：一是先天所禀不足，五脏脆弱，反映于头面部骨肉瘦薄甚至塌陷；二是常感外邪而多病。邪气侵袭，正气与之交争而难以驱逐外出，以致病患深重而夭寿。主要精神是，先天禀赋薄弱，后天调养失当，邪气易犯而伤正，精气衰弱而夭亡。

【养生应用】

古代讲究优生学，父母之生殖之精对后代有影响，张介宾在《类经》说："多饮者子多不育，盖以酒乱精，则精半非真而湿热胜也。"《礼记》有"取妻不取同姓"，此类内容是现代养生学研究的重要内容。肾在先天禀赋中占有重要的地位，所以在养生保健、防老当中要注意保护肾脏。

临床中，肾衰以白发、性欲减退、健忘、腰膝酸痛、夜尿频繁、齿脱落症状多见；肝衰以视力减退、口苦咽干、眼睛干涩、头晕目眩、肢体麻木多见；心衰以精神疲倦、注意力不集中、失眠多梦、心慌、心悸胸痛、胸闷气短多见；脾衰以肢体疲倦、腹胀腹痛、嗜睡、食欲减退、大便溏稀多见；肺衰以皮肤弹性降低、易感冒、咳嗽咯痰、气喘、自汗、盗汗多见。

从文中可知，衰老特征有头面皮肤、形体官窍的改变，原文静态的描述说早夭之人从先天禀赋上五脏不坚固，使道不长、鼻孔翻张，面部骨骼低陷，肌肉瘦削，这样的人正气虚易受外邪故短寿；动态的描述有呼吸喘息、气息不匀，体现了"有诸内必形诸外"的思想。古籍和民间传说都有关于对寿征的记载，有现代研究考证，白发、寿斑、长眉、眉毫、耳毫及外耳长度都可作为衡量长寿与否的指标，可资临床参考。

衰老的机制，《黄帝内经》提出阳气衰竭论，阳气在生命活动中起主导作用，所以，阳气开始衰竭即意味着衰老的到来，这是本章所论寿夭论和衰老论的要旨，亦为临床应用提供参考。文中三次提到人寿为百岁，现代研究从人类成熟期、细胞分裂次数等不同方法计算，人类自然寿命为 120 岁左右，按照现代学者提出的衰老程序计算，人类寿命上限应为：细胞分裂 50 次，细胞分裂周期约 2.5 年，人的寿命上限 120 岁，与《黄帝内经》所说的度百岁而动作不衰的数限十分接近。

养生小贴士

中国古代对老年人群有着不同的描述，统称 60 岁以上的人为耆年。具体地说，60 岁称为花甲之年，70 岁称为古稀之年，80、90 岁称为耄耋之年，寿得 3 位数 100 岁的称为期颐之年。此外，还有喜、米、白、茶寿之说，喜寿 77 岁、米寿 88 岁、白寿 99 岁、茶寿 108 岁。近代学者将年龄划分为：初生至 20 岁为发育期，20～40 岁为成熟期，40～60 岁为渐衰期，60 岁以上为衰老期。现又将老年分为三个阶段：60～79 岁为老年期，80～90 岁为高龄期，90 岁以上为长寿期。世界卫生组织（WHO）最近对年龄组的划分又有新的规定，提出 18 ～ 44 岁为青年人，45 ～ 59 岁为中年人，60 ～ 74 岁为年轻老年人或准老年人，75 ～ 89 岁为老年人，90 岁以上为长寿老人。这个划分标准与目前我国实行的年龄划分标准基本一致，所不同的是把 60 ～ 74 岁组划分为年轻老年人，75 岁以上才视为老年人。生活中，很多人感慨名医长寿，这在近代名老中医身上得到了很大体现。名老中医既是医术精深的医家，也是养生防病的理论家和实践家，他们汲取诸子百家的养生理念，结合自身的体质和生活环境，按照自然规律去生活工作，他们年至耄耋精神不老，诊治疾病思路清晰，带教学生不遗余力。

第一，静养心神，随遇而安。95 岁离世的裘沛然大师生前提倡养生首先养心，裘老生前非常推崇儒家做人之理，认为心存仁爱、与人为善，寿命则相对延长；黑龙江中医药大学教授张琪的养生要则正是调摄精神，保持乐观豁达，遇事遇人都以宽厚仁爱之心处之；北京中医药大学教授王玉川一直以沉静的心态处事，他淡泊名利、生活俭朴，认为保持和谐稳定的心理状态是养生的大境界。

第二，饮食有节，起居有常。颜德馨大师年近 93 岁时，仍精力充沛，反对盲目服用补品，认为老年人要健康长寿必须格外注意饮食调养，并强调食补中食粥最宜养生；颜正华教授饮食遵从"七分饱，身体好"的原则；程莘农大师 92 岁时谈到，饮食七律，即合五味、宜清淡、吃暖食、饿才吃、讲卫生、七分饱、食有节；周仲瑛教授坚持饮食养生原则，认为不偏食者寿、适量饮酒者寿、经常饮茶者寿；国医大师朱良春认为人生百岁不稀奇，他以"动则延年，乐则长寿"八字为养生之要，朱老长年坚持骑自行车上下班并在运动时以轻松为度、量力而行，他认为运动可以促进血液流畅，增进体力，加强抗病防御机能，从而达到延年的目的；何任大师对音乐养生体会颇深，认为民族音乐使人心旷神怡、宽胸解郁，且可以健脾胃、和气血从而延缓衰老；吴咸中教授 60 余年来一直坚持晨起后散步半小时，且每日坚持午睡约 1 小时，他认为规律的起居生活使人身心状态保持良好；任继学大师则喜欢在不同季节以漫步作为锻炼方式来调养身体；唐由之大师平日注重睡眠养生，把睡眠当作精力的加油站，且每天保证 7 个小时以上的睡眠时间；贺普仁大师则热衷于气功和八卦掌，他勤锻炼、常保健的养生原则，令贺老精力充沛、面色红润、思维敏捷；徐景藩大师将"心无机事，案有好书"作为养生座右铭，平日爱好读书写字，加上起居有常的生活方式使之乐享高龄；郭子光大师认为，有追求才有活力、有宽恕才有平静、有爱心才有成全、有恒心才有成果，他在饮食、起居、运动等方面一直实践这"四有"原则，对保健延年至关重要。

第三，固护正气，未病先防。邓铁涛大师强调养生重在防病保健，即通过养脾胃、养肾、养德、养心来预防疾病的发生从而达到健康长寿；班秀文大师认为运用《黄帝内经》治未病的理念来养生保健、延年益寿是完全可行的，班老养生着重于"保护正气、防止病邪"，为增强体质班老常用艾条灸足三里穴以促进脾胃功能，保护正气；国医大师路志正的养生经验丰富可行，他重视顺时养生、固护阳气，多年来一直坚持"背宜常暖""春捂秋冻""寒从脚下起"的原则，做到"虚邪贼风、避之有时"，从而增强人体对外在环境变化的适应能力，减少疾病发生；山东中医药大学教授张灿玾平日以"调气应时"养生，日常生活中十分关注气候变化，每逢出行带衣较多，时刻注意保温以防天气骤冷，他尤为注重固护阳气，因阳气一失则生机立危。

二、学习与巩固

【习题】

1. 长寿的条件和特征有什么？

2. 个体出生后的生命历程及阶段性有哪些？

3. 短寿的特征有哪些？

【参考文献】

1. 王庆其. 内经选读 [M]. 北京：人民卫生出版社，2006.

2. 王洪图. 内经讲稿 [M]. 北京：人民卫生出版社，2008.

3. 徐文兵. 黄帝内经天年 [M]. 南昌：江西科技出版社，2017.

4. 胥荣东. 灵枢经讲解 [M]. 北京：中国科学科技出版社，2020.

5. 河北医学院. 灵枢经校释 [M]. 北京：人民卫生出版社，1982.

第六章　《新论》养生经典节选 ▷▷▷▷

本文选自《全上古三代秦汉三国六朝文》（中华书局 1965 年版）中的桓谭《新论》。作者桓谭（约前 22—56 年），字君山，沛国相（今安徽省濉溪县西北）人。东汉初经学家，遍读儒经，且好音律，善鼓琴。桓谭在《新论》一书中，对当时盛行的宗教迷信和神仙方术进行了尖锐的批判，指出信鬼神、好卜筮、讲祭祀，挽救不了王朝的灭亡。他对天文学、音律均有研究，王莽新朝时做过掌乐大夫。东汉光武帝时任议郎给事中，曾上疏改革政治，坚决要求禁止谶纬迷信，触怒光武帝，几被斩首。《后汉书·桓谭传》载："谭著书言当世行事二十九篇，号曰《新论》"。但原书早已佚失，南朝梁僧佑所撰《弘明集》和宋朝李昉所撰《太平御览》中均有载录，清朝严可均在此基础上形成较完备的辑校本，收集在《全后汉文》中。

本文驳斥了长生不死的谬论。作者认为，人的生命是由形体和精神相结合而成的，"精神居形体，犹火之燃烛"，扶持得当，能使火不灭，直到把烛烧尽，就像人寿终而死；反之就使中道火灭，好比人中途夭折。如果烛体燃烧完毕，灯火则无法复燃；人的形体衰老死亡，精神也随之消灭。人老如秃灯，人死如灯灭。"生之有长，长之有老，老之有死，若四时之代谢"，是人的主观愿望无法改变的。他提出的"以烛火喻形神"的命题，成为后来的唯物主义者和无神论者用来反对灵魂不死和有鬼论的思想武器。

一、《新论·形神》解读

【原文】

余尝过故陈令⁽¹⁾同郡杜房，见其读老子书⁽²⁾，言："老子用恬淡养性⁽³⁾，致寿数⁽⁴⁾百岁，今行其道，宁⁽⁵⁾能延年却老⁽⁶⁾乎？"余应之曰："虽同形名⁽⁷⁾，而质性才干乃各异度⁽⁸⁾，有强弱坚脆之姿⁽⁹⁾焉，爱养适用之⁽¹⁰⁾，直差愈⁽¹¹⁾耳。譬⁽¹²⁾犹衣履⁽¹³⁾器物，爱之则完全乃久⁽¹⁴⁾。"

余见其旁有麻烛⁽¹⁵⁾，而炪⁽¹⁶⁾垂一尺所⁽¹⁷⁾，则因⁽¹⁸⁾以喻事⁽¹⁹⁾。言：精神居形体，犹火之然⁽²⁰⁾烛矣。如善扶持⁽²¹⁾，随火而侧⁽²²⁾之，可毋灭而竟烛⁽²³⁾。烛无，火亦不能独行于虚空，又不能后⁽²⁴⁾然其炪。炪犹人之耆老⁽²⁵⁾，齿堕⁽²⁶⁾发白，肌肉枯腊⁽²⁷⁾，而精神弗为之能润泽⁽²⁸⁾，内外周遍⁽²⁹⁾，则气索⁽³⁰⁾而死，如火烛之俱尽矣。人之遭邪伤病，而不遇供养⁽³¹⁾良医者，或强死⁽³²⁾，死则肌肉筋骨常若火之倾刺风⁽³³⁾而不获救护，亦道灭⁽³⁴⁾，则肤余⁽³⁵⁾干长⁽³⁶⁾焉。

余尝夜坐饮内中⁽³⁷⁾，然麻烛，烛半压欲灭，即自曰救视⁽³⁸⁾，见其皮有剥鈚⁽³⁹⁾，乃扶持转侧⁽⁴⁰⁾，火遂度而复⁽⁴¹⁾。则维⁽⁴²⁾人身或有亏剥⁽⁴³⁾，剧⁽⁴⁴⁾能养慎善持⁽⁴⁵⁾，亦可以得度。

【词解】

（1）过故陈令：探望以前的陈县县令。过，过访；探望。故陈令，以前的陈县县令。陈，今河南省淮阳县。

（2）老子书：《老子》，又称《道德经》。由春秋时思想家老聃所著。

（3）恬淡养性：通过保持内心的宁静与淡泊，调养身心达到健康长寿的目的。恬淡，清静淡泊。这是老子养生思想的核心。养性，养生。

（4）致寿数：达到寿命。致，达到。寿数，年寿；寿命。

（5）宁：同"乃"，竟。

（6）却老：避免衰老，即长生不老。

（7）形名：实体与名称，此指人。

（8）质性才干乃各异度：每个人的体质、禀赋和能力都有其独特的差异。质性，资质禀性。才干，才能禀赋。异度，不同状况。

（9）姿：通"资"，资质禀赋。

（10）爱养适用之：根据个体的实际情况，采取适合的养生方法，爱护和调养身体。爱养，爱护保养。适用，适当使用。之，代指身体。

（11）直差愈：仅略胜。直，只；仅仅。差愈，略胜；较好。差，略；稍微。愈，胜。

（12）譬：打比方。

（13）衣履：衣服鞋子。

（14）完全乃久：保全然后长久。完全，保全。

（15）麻烛：古人捆扎柴木点燃作烛。用麻杆者称为麻烛。

（16）炪（xiè）：烛灰，即烛燃后的余烬。

（17）一尺所：一尺多长。所，表示约数。

（18）因：借助。后省略代词"之"。

（19）喻事：说明事理。

（20）然：同"燃"，点燃。下同。

（21）扶持：支持，帮助。

（22）侧：歪斜。动词。

（23）竟烛：使整根烛烧完。竟，尽。

（24）后：疑是"复"之误。

（25）耆（qí）老：年老。同义词复用。耆，老。

（26）堕：脱落。

（27）枯腊（xī）：枯干。腊，干肉。

（28）"弗为"六字：不能使肌体润泽。弗为之能，即"弗能为之"，否定句中宾语前置。为，使。之，指代形体，身体。

（29）内外周遍：谓全身普遍衰老干枯。

（30）索：尽；绝。

（31）供养：提供养护。此处作"良医"的定语。

（32）强（qiáng）死：在强壮之年死去，即死于非命。

（33）倾刺风：被尖锐的风吹倒。倾于刺风，中省略介词"于"。于，被。倾，倾覆；倒塌。刺风，尖利的风；疾风。

（34）道灭：半途熄灭。

（35）肤余：谓肌肤没有完全干枯。

（36）干长：指麻烛还剩下很长一段。干，此指烛体。

（37）内中：内室。前省介词"于"。

（38）自曰敕枧：自己仔细查看。曰，疑是衍文。敕，谨慎；仔细。

（39）剥铉（xì）：剥落；脱落。

（40）转侧：转动倾斜。转，转换角度方向。侧，倾斜。

（41）度而复：谓烛火从剥落处延烧过去而恢复正常。度，度过；越过。

（42）维：思；想。

（43）亏剥：亏损。

（44）剧：急速；很快。

（45）养慎善持：慎养善持。此为交错语序的修辞手法，意谓慎重保养，善加调理。

【解析】

作者首先回答以老子清净淡泊养生，能否长生不老的问题。认为，虽同为人，但先天资质禀赋不同，身体强弱亦有所不同，能够爱惜并适度使用，就会有较好的养生效果，与衣鞋等器物爱惜则可久相同。

再以火烛来比喻形神。精神居于形体，如火燃烛，对火烛善加扶助，随时倾侧，则火不会熄灭，烛可燃烧完全，形体亦是，善加调理，随时养护，则神不会灭而形体得以保全，可致寿终。无烛，火不能独燃，同理，无形体，则精神也无法保存。烛火燃后之灰烬不可复燃，如人之衰老，至牙齿脱落，须发皆白，肌肤皱瘦，也无法重返青春，只能气尽而死。相反，人遭遇伤病无法被救治而终死，如烛火被强风吹灭而不被救护，徒余未老的肌肤筋骨和未被燃尽之火烛。

最后，作者重申，火烛欲灭时，帮助转换角度方向，遂可重新燃烧，人身如有亏损，也应谨慎养护善加扶持，可得康复。

【养生应用】

本节提出养生的效果与作用问题。养生到底能达到什么效果？可以长生不老吗？古代有许多人相信养生可获长生，因此寻求长生之道，如秦皇汉武，皆热衷此道。作者明确告诉我们不行。人的衰老是一种自然状态，养生也不可能改变这种状态。养生可以帮助我们对抗疾病，保全形体，从而可以年老寿终。

其次，本节也提出养生方法的问题，即"爱养适用"，爱惜自己的身体并适度使用。爱惜养护自己的身体，如根据季节随时调节衣物，不把自己暴露于寒凉的空气中，不使身体感受寒冷而伤及形体；不食用寒凉腐败之物，以保护肺胃；不久坐于湿地而伤及脾肾等。也要适度使用，不可过用。《黄帝内经》中提出"生病起于过用"，并言"久视伤血，久卧伤气，久坐伤肉，久立伤骨，久行伤筋，是谓五劳所伤"。所以，重在有节制，不可过度劳累，如食饮有节，喜怒有节等。

再次，文中提出人先天禀赋不同的问题。禀赋不同，则生命长短有异。李善注引《养生经》中提及"人生上寿一百二十年，中寿百年，下寿八十年"，指出人先天形成的自然寿命长短之不同。所以，不可仅以生命的长短来判断养生效果的有效与否。且人体质强弱不同，养生的方法或可因人而异。如阳盛阴虚之人，或可多服用滋阴食物；而阴盛阳虚之人，则应多服用温补食物等。

最后，养生，古人言"养性"，一则重视生命的本然属性，二则也是对养生中性情或精神层面的注重。

【原文】

又人莫能识其始生时[1]，则老亦死不当自知[2]。夫古昔平和之世，人物蒙美盛[3]而生，皆坚强老寿[4]，咸百年左右乃死，死时忽如卧出[5]者，犹果物谷实久老[6]则自堕落[7]矣。后世遭衰薄恶气[8]，娶嫁又不时[9]，勤苦[10]过度，是以身生子[11]皆俱伤，而筋骨血气不充强[12]，故多凶短折[13]，中年夭卒；其遇病或[14]疾痛恻怛[15]，然后中绝[16]，故咨嗟[17]憎恶，以死为大故[18]。

昔齐景公[19]美其国，嘉其乐[20]，云："使[21]古而无死，何若[22]？"晏子[23]曰："上帝以人之殁为善[24]，仁者息焉[25]，不仁者如焉[26]。"今不思勉广[27]日学自通[28]，以趋[29]立身扬名[30]，如但贪利[31]长生，多[32]求延寿益年。则惑之不解者也。

【词解】

（1）"识其"五字：谓知道自己刚生下来时是什么情景。

（2）"老亦"七字：谓老时也应当不知死的情况。

（3）人物蒙美盛：人遇到美好的环境。人物，本指人和万物，此偏指人。蒙美盛，遇到美好的环境。蒙，蒙受；承受。美盛，美好。

（4）坚强老寿：体质强壮，享高寿。老寿，高寿。

（5）卧出：熟睡不醒。出，谓脱离世间。

（6）久老：谓成熟透了。

（7）自堕落：自然落地。堕，落。

（8）衰薄恶气：指恶劣的环境。衰薄，衰败。

（9）不时：不适时，不合时。此谓年龄不适宜。

（10）勤苦：辛勤劳苦。

（11）身生子：本身和所生的子女。

（12）充强：充实强壮。

（13）凶短折：夭折；早死。《尚书·洪范》："一曰凶短折。"唐·孔颖达疏："郑玄以为凶短折皆是夭枉之名。未龀曰凶，未冠曰短，未婚曰折。"未龀（chèn），幼儿尚未换齿。

（14）或：常常；总是。

（15）恻怛（dá）：忧伤；伤痛。

（16）中绝：似谓中气断绝而死。《弘明集》卷五："中绝"作"终绝"。

（17）咨嗟（zī jiē）：哀叹声。

（18）大故：大的变故，即大的不幸。

（19）齐景公：春秋末齐国国君，名杵臼，公元前547—公元前490年在位。事见《左传·昭公二十年》。

（20）美其国，嘉其乐：齐景公对自己的享乐生活感到满足。美其国，认为他的国家美好。嘉其乐，认为他国家的音乐美妙。"美""嘉"均为意动用法。

（21）使：假使。

（22）何若：怎么样。此句有表达向往之意。

（23）晏子：名婴，字平仲，齐国夷维（今山东省高密县）人，春秋时著名的政治家。

（24）上帝以人之殁为善：天帝认为人死是好事。上帝，天帝。殁，死。

（25）息焉：从此安息。焉，兼词，于此。

（26）如焉：也走往这条路。如，往。或作"伏"。

（27）勉广：努力扩充。

（28）自通：自求通达（事理）。"自通"前省略介词"以"，后"自通"为目的。

（29）趋：奔赴；奔向。

（30）立身扬名：使自己立足社会，名声远扬。

（31）如但贪利：而只是贪图。如但，而只是。如，连词，而。贪利，贪图。

（32）多：只。与前"但"相对应。

【解析】

本节首先比较古昔之人与后世人寿命、死亡状态的不同。古昔之人体质强壮而寿命长，皆可活百岁左右，死亡如植物自然衰老而脱落，无病痛，不自知；后世之人或幼年，或未及成人，或未婚，或中年而夭折，遭受疾病伤痛最终气绝而亡。文章进一步分析了产生这种不同的原因。一是外在环境的变化：古人环境美好，后世环境恶劣，所禀受自然之气不同，先天寿命即有差异。二是后天消耗：嫁娶失时，劳苦过度，不但对自身也对所生子女有损害，导致气血不充实、筋骨不强壮。因这两方面，后世人夭折且病痛而亡，才对死亡更加无奈且憎恶，将死亡作为大的变故而无法平静接受。

其次，本节引用齐景公与晏子的对话来探讨死亡与生命的意义。齐景公因对自己的享乐生活非常满足，而不愿死亡，问出"假使古而无死，如何"的问题。晏子首先指出，上天以人死为善。死亡对每个人都是一样的，仁德之人可得安息，不仁之人亦可随往。生命的意义在于每天扩展自己所学并逐渐通达，以实现立足社会而名声远扬的目标。假如一味贪图长生不老，执着地追求延年益寿，则生命仅剩无法解除的困惑。

【养生应用】

从古昔人与后世人寿命及死亡对比中，我们也可以获取养生的方法和意义。首先，养生对外在环境的选择。日光、水、气及无污染的食物，对于养生非常重要。古人也常常选择山林养生，因为其中有清新的空气、甘甜的泉水和无污染的环境及食物，更重要的是，远离喧嚣，会让自己获得平静，性情与精神的调养才是"养性"的根本。所以，我们也可以在合适的时候去山林及野外放松心情。其次，养生中后天的保养。《周礼》"男三十而娶"，《礼记·曲礼》"三十曰壮，有室"，《礼记·内则》"三十而有室"，皆说明古人对嫁娶合时的认识。嫁娶太早，身体未壮，耗损肾精，不利于养生。劳苦过度，也会使身体有损，包括劳心、劳力、房劳等。除了这些，如不熬夜、不放纵自己的情绪、不过度饮食等，都是对生命的养护。

死亡是每个人都要面临的，是一个人走完人生旅程的必由之路。我们生下来就一定会死去，就知道自己要经历这一过程。从文中对死亡及生命意义的探讨中，我们可以深入理解死亡与生命，直面死亡，不惧怕死亡，能够平静地对待死亡而更重视生命这一过程，向死而生。认识死亡与生命，也可以更明白养生的意义，养护生命，拉伸生命的长度和宽度，没有病痛，自然而平静地死亡。

【原文】

或难⁽¹⁾曰："以烛火喻形神，恐似而非⁽²⁾焉。今人之肌肤时剥伤⁽³⁾而自愈者，血气通行也。彼蒸烛⁽⁴⁾缺伤⁽⁵⁾，虽有火居之，不能复全。是以神气而生长，如⁽⁶⁾火烛不能自补完，盖其所以为异也⁽⁷⁾，而⁽⁸⁾何欲同之⁽⁹⁾？"

应曰："火则从一端起，而⁽¹⁰⁾人神气则于体，当从内稍⁽¹¹⁾出合于外，若⁽¹²⁾由外腠⁽¹³⁾达于内，故未必由端往也。譬犹炭火之燃赤，如水过渡之⁽¹⁴⁾，亦小灭，然复生焉。此与人血气生长肌肉等⁽¹⁵⁾，顾⁽¹⁶⁾其终极⁽¹⁷⁾，或为炙⁽¹⁸⁾，或为炽耳。曷为⁽¹⁹⁾不可以喻哉！"

【词解】

（1）或难：有人责问。或，有人。难（nàn）：责问；质问；反驳。

（2）似而非：似是而非。

（3）时剥伤：有时剥落损伤。时，有时。剥伤，剥落损伤。

（4）蒸烛：麻烛。麻杆做成的烛。蒸，即麻杆。《说文》："蒸，析麻中干也。"段玉裁注："其皮为麻，其中茎谓之蒸。……古凡烛用蒸。"

（5）缺伤：残缺伤损。

（6）如：而。转折连词。

（7）"盖其"句：意谓这是它们（烛火和形神）有差异的缘故。盖，发语词。所以，……的原因。

（8）而：你。

（9）同之：把它们等同起来。同，意动用法，认为相同。

（10）而：可是。

（11）稍：渐渐。

（12）若：或者。选择连词。

（13）外腠：外部的肌肤。腠，肌肤的纹理。

（14）水过渡之：水在炭火上流过。

（15）等：等同；相同。

（16）顾：只是，不过。

（17）终极：最终；最后。

（18）炙：炮肉；烤肉。此指失去生命的死肉。

（19）曷为：为何；为什么。

【解析】

本节以问难体形式，再次申明烛火比喻形神的可行性。有人提出，烛火比喻形神，似是而非。人肌肤受伤可因气血通行而自愈，麻烛残缺伤损却不可能因有火而复全。精神气血促使人不断生长，火只是消耗烛液，却无法使烛再生，二者差异明显，怎么能将之等同？作者解释，火是从一端燃烧烛体，而人之精神与形体则是由内出于外，由外达于内，内外相合，二者形式不同。但是，犹如炭火烧得正旺，以水来浇洒，火则小灭后复燃，人体亦是如此。精神气血盛实，肌肤受到损伤，亦可复生。且二者最终结果都一样，或者变成死肉，或者成为灰烬。从这些相似来看，又为什么不能比喻呢？

【养生应用】

本节提出精神与形体的关系，是内外相合且相互影响的。我们平时常说精神与形体的相互依存关系，即形体依赖精神而生存，精神依恃形体而存在，较少谈及二者相互促进的关系。形神关系是具有能动性的。形体强壮，则精神振作，神采奕奕；精神饱满，也可使形体更加康健。所以，在养护形体的同时，也要重视调养精神。古人更重视养神与养性。如《黄帝内经》中就曾提出养神的重要性，"内无眷慕之累，外无伸宦之形，此恬淡之世，邪不能深入也"。相反，如果保养不好，"嗜欲无穷，而忧患不止，精气弛坏，荣泣卫除，故神去之而病不愈也"。

现代社会诱惑多，压力大，人容易因而产生各种疾病，如失眠、焦虑、抑郁症，免疫力下降的免疫系统疾病，胃肠功能紊乱，反复心慌、胸闷等心脏功能失调，诱发糖尿病等，无论对精神还是形体都会产生影响。所以，我们在压力过大时，可以自我放松，将手边的事情暂且放下，或听听音乐，或看看书，或聊聊天，适当活动一下，使身心得以休息。重要的是保持好的心态，有时候佛性一些，也没什么不好。

【原文】

余后与刘伯师[1]夜燃脂火[2]坐语，灯中脂索[3]而炷[4]燋秃[5]，将灭息[6]，则以示晓[7]伯师，言人衰老亦如彼秃灯[8]矣。又为言前燃麻烛事。

伯师曰："灯烛尽，当益[9]其脂，易其烛；人老衰，亦如彼自臒续[10]？"

余应曰："人既禀[11]形体而立[12]，犹彼持灯一烛[13]，及其尽极[14]，安能自尽易[15]？尽易之乃在人，人之臒偻[16]亦在天，天或能为他[17]。其肌骨血气充强，则形神枝[18]而久生；恶[19]则绝伤[20]。犹火之随脂烛多少长短为迟速矣[21]。欲灯烛自尽易以不能，但促敛旁脂[22]以染渍其头[23]。转侧蒸干[24]使火得安居，则皆复明焉。及本尽[25]者，亦无以[26]燃。今人之养性，或能使堕齿复生，白发更黑[27]，肌颜[28]光泽，如彼促脂转烛者，至寿极[29]亦独[30]死耳。明者知其难求[31]，故不以自劳[32]；愚者欺或[33]，而冀获尽脂易烛之力，故汲汲[34]不息。又草木五谷[35]，以阴阳气[36]生于土，及其长大成实，实复入土而后能生，犹人与禽兽昆虫，皆以雄雌交接[37]相生。生之有长，长之有老，老之有死，若四时之代谢矣[38]。而欲变易其性[39]。求为异道[40]。惑之不解者也。"

【词解】

（1）刘伯师：生平不详。

（2）脂火：油灯。

（3）脂索：油尽。

（4）炷（zhù）：灯芯。

（5）燋秃：烧焦变秃。燋，通"焦"。

（6）息：同"熄"。

（7）示晓："晓示"。告诉；告知。前省略代词"之"。

（8）秃灯:《太平御览》卷870作"秃炷"。即火烛燃尽之灯。

（9）益：增加；增添。

（10）自臒（jué）续：自己使衰老的生命延续下去。臒，竭尽；枯竭。此喻指衰老的生命。下文"臒"义同。续，延续。一本"续"作"缵（zuǎn）"，义同。

（11）禀：禀受。

（12）立：立身；存在。

（13）持灯一烛：支撑灯的一支火烛。持，支持，支撑。

（14）尽极：尽头；极限。同义词复用。此谓油脂燃尽。

（15）自尽易：在油灯用尽后自己更换。

（16）侻：一本作"党"，应是。党，接续。

（17）为他：采取别的办法（使人继续生存）。这里指人自己是无能为力的，只有靠上天的能力了。

（18）枝：同"支"，支撑；支持。

（19）恶：疾病。指肌骨血气枯竭坏死。

（20）绝伤：绝命，伤命。

（21）"犹火"句：意谓火燃烧时间的长短是由油脂的多少与灯烛的长短决定。脂烛多少长短，分承修辞手法，义为：脂（之）多少与烛（之）长短。中省略助词"之"。为迟速，指（火）最终燃烧时间的长短。为，动词。

（22）促敛旁脂：迅速收集灯盏旁边粘结的油脂。促，急促，赶快。敛，收敛，收拢。

（23）染渍其头：把灯芯浸蘸一下。头，指灯芯。

（24）转侧蒸干：转动麻杆。蒸干，即麻杆。

（25）本尽：根本用尽。谓烛体烧尽。

（26）无以：无从。谓没有什么可以用来。

（27）更（gēng）黑：变黑。更，改变。

（28）肌颜：肌肤容颜。

（29）寿极：寿数已尽。

（30）独：只。

（31）其难求：谓长生不死难以求得。其，代指长生。

（32）不以自劳：不因此枉自费心。以，因。后有代词"之"，代指长生。

（33）欺或：迷惑自欺。或，同"惑"。

（34）汲汲：急切追求的样子。

（35）五谷：麦、黍、稷、稻、菽。

（36）阴阳气：指四时阴阳之气，即四季气候的变化。

（37）交接：交配。

（38）"生之有长"四句：《列子·天瑞》：人自生至终，大化有四：婴孩也，少壮也，老耄也，死亡也。四时，四季。

（39）变易其性：改变生命的生、长、老、死的本性。变易，改变。同义词复用。

（40）求为异道：探求修行不同的理论。异道，与正道不同的理论，即怪异荒唐之道。此指所谓长生不老的方术。

【解析】

本节记述与刘伯师的对话，并从不同角度再次探讨养生的作用与功效。与刘伯师夜间燃油灯对坐而谈，灯中油尽，灯芯烧焦，灯柱变秃，将要熄灭，作者示意并告知伯师，言人的衰老就如同这烧掉灯芯的光秃灯柱，并谈及前所言燃麻烛之事。

伯师亦提出相同的疑问：人与灯烛可相比吗？灯烛燃尽，可以增添油脂，改换灯烛；人衰老，怎么让自己生命延续下去呢？作者认为，人依恃形体而立，就像火烛依靠灯柱支撑，火烛烧完后要依靠人来更换，人的生命延续也要依靠上天。如人肌肤筋骨气血充实强盛，则形体与精神可相互支撑而长久生存；如气血枯竭，就只能绝命。这就像烛火燃烧时间的长短，是由油脂的多少和灯烛的长短决定的。人的养生，使脱落的牙齿再生，白发变黑，肌肤容颜重新焕发光泽，就如收拢油脂浸染灯芯或转动倾斜灯烛，使烛火安定而可复明。人寿命到了极限而死亡，就如同烛体烧尽，无从燃烧。更换灯烛须依靠外力，使人的生命延续，也须依赖上天。草木五谷，因阴阳气交合而生于土中，等到长大成果实，果实仍旧入土而再生，就如同人和禽兽昆虫等，皆因雌雄交合而生，从出生到成长，从长大到变老，从变老到死亡，就像四季的代谢更替，是自然现象。能够操纵自然的只有上天，非人力所能及。明知难求，故不当让自己为此劳心劳力，愚者却迷惑自欺，想要变易自然本性，求取长生之术，只能陷入无尽的困惑。

【养生应用】

本节与前文照应，以火烛喻人体，再次探讨养生的作用与功效。烛尽灯秃，只有依靠外力添加油脂更换烛体，才能重新燃烧；人到了寿命极限，也只能依赖上天，使生命以不同形式延续。这是养生所不能达到的。如收敛油脂浸染灯芯，转动倾斜灯烛，助火安定，或使之复明，养生也是对生命进行养护，调节身体，帮助稳定精神、情绪，使形神重新焕发光彩。或许，从对火烛的养护中，也能启发我们如何养护身体。

本节还提到对生命形式的认识，这可以帮助我们深入理解养生。一个人的生命是一系列生命中的一环，是父母生命的延续，也是新生命的开启，保养自己生命的同时，也是对生命的传承。所以，古代哲学家认识到这一问题，"孝"的概念中很重要的一面就是"肖"，不肖即不孝。身体发肤，受之父母，不可毁伤。所以，我们应该考虑一下，什么是孝，其实，首先就是对自己身体与生命的珍视。此外，你的生命，也可能开启新的生命，所以对自己生命的负责，也是对下代的负责。如，文章前面就曾提到，后世人不谨慎养护，"是以身生子皆俱伤"，对自己和所生子女都会有损害。不养护好自己的身体和生命，也会对后代带来伤害。现在很多疾病都可能遗传，如近视眼、糖尿病、高血压、肝炎等，所以，养生不仅是保证自己的生命质量，也是对后代生命和生活品质的保障。

二、学习与巩固

【习题】

1. 你认为养生的作用或功效有哪些？试讨论说明。

2. 你认为形体和精神的关系是什么？怎么来指导养生？试分析说明。

3. 应该如何认识死亡和生命？正确认识二者关系对养生的意义如何？

【参考文献】

1. ［汉］桓谭撰，朱谦之校辑. 新编诸子集成续编·新辑本桓谭新论［M］. 北京：中华书局，2009.

2. ［汉］桓谭著，白兆麟校注. 安徽古籍丛书·桓谭新论校注［M］. 合肥：黄山书社，2017.

3. ［汉］桓谭著. 桓谭新论［M］. 北京：社会科学文献出版社，2014.

4. 高深. 论桓谭《新论》对《庄子》的继承［J］. 甘肃社会科学，2015，12（06）：238-242.

5. 郑浩东. 东汉形神思想研究——以《新论》《论衡》为中心［D］. 兰州：兰州大学，2014.

第七章 《伤寒论》养生经典节选 ▷▷▷

本文选自明代赵开美本《伤寒论》（人民卫生出版社，中医经典影印丛书，2015 年版）。《伤寒论》是我国东汉著名医学家张仲景所著，张机，字仲景（150—219 年），东汉南郡涅阳（今河南省南阳）人，曾官至长沙太守，从学于同郡名医张伯祖，尽得其传，并于 205 年左右完成了确立中医学辨证论治理论体系的重要著作《伤寒杂病论》十六卷，但由于当时战乱频繁，以致原书流散于民间，后经太医令王叔和将原书的伤寒部分搜集整理成册，名为《伤寒论》。《伤寒论》系统地对外感疾病因、机、证、治进行了全面论述，详细分析了不同病症的症状表现、病情演变规律，并给出了相应的方剂和治疗方法，确立了中医临床辨证论治的规范，为后世医学发展奠定了基础，被后世称为"方书之祖"。

《伤寒论·序》阐述了作者对养生、固本、惜命及"治未病"的重视，并从不同角度论证其重要性；同时展现了其勤求古训、博采众方、济世救人的医家风范。

一、《伤寒论·序》解读

【原文】

论曰：余每览越人入虢之诊[1]，望齐侯之色，未尝不慨然叹其才秀[2]也。怪当今居世之士，曾[3]不留神医药，精究方术[4]，上以疗君亲之疾，下以救贫贱之厄[5]，中以保身长全，以养其生。但竞逐荣势，企踵[6]权豪，孜孜汲汲[7]，惟名利是务，崇饰其末，忽弃其本，华其外而悴其内。皮之不存，毛将安附焉[8]？卒[9]然遭邪风之气[10]，婴[11]非常之疾，患及祸至，而方震慄[12]；降志屈节，钦望巫祝[13]，告穷归天[14]，束手受败。赍[15]百年之寿命，持至贵之重器，委付凡医，恣其所措[16]。咄嗟呜呼！厥身已毙，神明消灭，变为异物[17]，幽潜重泉[18]，徒为啼泣。痛夫！举世昏迷，莫能觉悟，不惜其命。若是轻生，彼何荣势之云哉？而进[19]不能爱人知人，退[20]不能爱身知己，遇灾值祸，身居厄地，蒙蒙昧昧，惷⁽²¹⁾若游魂。哀乎！趋世之士，驰竞浮华，不固根本，忘躯徇物⁽²²⁾，危若冰谷⁽²³⁾，至于是也！

【词解】

（1）越人入虢之诊：指扁鹊为虢太子治病的事。

（2）慨然叹其才秀：感慨并赞叹他的卓越才能。慨然，感慨。叹，赞叹。才秀，才能出众，优秀。

（3）曾（zēng）：竟然。

（4）方术：医术。

（5）厄：灾难，穷困。此指病困。

（6）企踵：踮起脚跟，形容急切仰望、仰慕。

（7）孜孜汲汲：急急忙忙、迫不及待的样子。孜孜，不倦貌。汲汲，急切貌。

（8）"皮之不存"二句：语出《左传·僖公十四年》。皮肤不存在，毛将依附在哪里呢？

（9）卒：通"猝"，突然。

（10）邪风之气：又称"虚邪贼风"，指乘虚伤人的外来邪气。

（11）婴：患。

（12）慄：发抖。

（13）巫祝：古代从事祭祀占卜的人。

（14）归天：归于天命。

（15）赍（jī）：持，怀着。

（16）措：处置，摆弄。

（17）异物：原指尸体。《索隐》："谓死而形化为鬼，是为异物也。"此指鬼魂。

（18）重泉：指黄泉之下。

（19）进：进身，指求仕为官。

（20）退：退隐避居。

（21）惷（chōng）："蠢"的异体字。愚笨。

（22）徇物：谋求身外之物。

（23）冰谷：薄冰和深谷，比喻危险的境地。语出《诗经·小雅·小宛》。

【解析】

医圣张仲景在本节首先感慨了秦越人的出众医术，而后描绘了自己所生活年代的不良社会风气，深刻地批评了当世轻视医药、追逐名利、忘躯徇物的错误行为。医圣的批评在今天也有重要教育意义，告诫当世之人，竞逐荣势，企踵权豪，孜孜汲汲，唯名利是务而不注重身体健康是危险的，注重养生之道、珍惜自己的生命才是根本要务。同时还要"留神医药，精究方术"，只有这样，才能"上以疗君亲之疾，下以救贫贱之厄，中以保身长全，以养其生"。

【养生应用】

随着现代社会的发展，越来越多的人为了追名逐利而忽视了自己的身体健康。医圣张仲景对当时世人的批评和警示同样也适用于现代的我们，我们应该注重养生，珍惜自己的生命。首先，我们要坚持健康的生活方式，如规律作息、合理饮食、适量运动等。其次，我们要注意保护自己的身体，避免长时间处于不良的工作环境中，要多给身体休息和放松的时间。最后，我们要加强健康知识的学习，了解一些基本的健康知识和自我保健方法，增强自己的健康意识和预防疾病的能力。

【原文】

余宗族素多，向余二百。建安⁽¹⁾纪年以来，犹未十稔⁽²⁾，其死亡者，三分有二，伤寒十居其七。感往昔之沦丧⁽³⁾，伤横夭⁽⁴⁾之莫救，乃勤求古训⁽⁵⁾，博采众方，撰⁽⁶⁾用《素问》《九卷》《八十一难》《阴阳大论》《胎胪药录》，并平⁽⁷⁾脉辨证，为《伤寒杂病论》，合十六卷。虽未能尽愈诸病，庶⁽⁸⁾可以见病知源。若能寻⁽⁹⁾余所集，思过半⁽¹⁰⁾矣。

【词解】

（1）建安：汉献帝刘协的年号（196—220年）。

（2）稔（rěn）：本义为谷物成熟。因古代农作物大多一年一熟，后用来代指一年。

（3）沦丧：此处指张仲景家族的没落衰亡。

（4）横夭：意外地早亡。

（5）古训：古代流传的典籍。

（6）撰：通"譔（选）"，选择。

（7）平：通"辨"。

（8）庶：或许。

（9）寻：推寻，探求。

（10）思过半：谓大部分可以明了。《周易·系辞下》："知者观其象辞，则思过半矣。"

【解析】

本节介绍了医圣张仲景撰写《伤寒杂病论》一书的原因、经过和展望。在东汉末年，战事频繁，社会动荡，人民更易遭受疾病的侵袭。仲景家族本来有很多人口，但在短短不到十年内，有超过一半的族人因感染伤寒病得不到有效的救治而离世。为了挽救这种情况，医圣张仲景勤奋研究医学，参考前代医术，结合自己的诊脉辨证经验体会，写成《伤寒杂病论》一书。他认为，此书虽不能治愈所有的疾病，或许有助于探求病源，如果后人能潜心钻研此书，在行医方面将会受益匪浅。

【养生应用】

整体观念是中医学理论体系的主要特点之一，其中涵盖了人与环境之间的联系性和统一性。人生活在特定的社会环境中，必然受到社会因素的影响，社会环境与养生之间的关系密不可分。在古代，社会环境不安定时，尤其是在兵荒马乱的战争年代，往往疾病流行，人民更容易遭受其侵袭。现代社会，人民生活安定，物质生活和精神生活相对更有保障，能更好地适应所处的社会环境，则更有利于人民身心健康。一般来说，良好的社会环境、和谐的人际关系，可使人精神振奋，勇于进取，有利于身心健康；而当所处的社会环境剧烈变化时，会使人精神压抑，或紧张、焦虑，对人体身心功能造成较大影响，从而损害人的身心健康。因此，我们要提高对社会环境的适应能力，尽可能地创造有利的社会环境，以维护身心健康，预防疾病的发生。

【原文】

夫天布五行，以运万类⁽¹⁾，人禀五常⁽²⁾，以有五藏。经络府俞⁽³⁾，阴阳会通，玄冥幽微⁽⁴⁾，变化难极。自非⁽⁵⁾才高识妙，岂能探其理致⁽⁶⁾哉？上古有神农、黄帝、岐伯、伯高、雷公、少俞、少师、仲文⁽⁷⁾，中世有长桑、扁鹊，汉有公乘阳庆及仓公，下此以往，未之闻也。观今之医，不念思求经旨，以演⁽⁸⁾其所知，各承家技，终始顺旧。省疾问病，务在口给⁽⁹⁾，相对斯须⁽¹⁰⁾，便处汤药，按寸不及尺，握手不及足，人迎⁽¹¹⁾、趺阳⁽¹²⁾，三部⁽¹³⁾不参⁽¹⁴⁾，动数⁽¹⁵⁾发息⁽¹⁶⁾，不满五十⁽¹⁷⁾，短期⁽¹⁸⁾未知决诊⁽¹⁹⁾，九候⁽²⁰⁾曾无仿佛⁽²¹⁾，明堂⁽²²⁾阙⁽²³⁾庭⁽²⁴⁾，尽不见察，所谓窥管而已。夫欲视死别生⁽²⁵⁾，实为难矣！

孔子云：生而知之者上，学则亚之⁽²⁶⁾。多闻博识，知之次也⁽²⁷⁾。余宿尚⁽²⁸⁾方术，请事斯语。

【词解】

（1）运万类：推动万事万物（的产生、发展）。

（2）五常：五行之常气。

（3）府俞：腧穴。府，经气会聚之处。俞，通"腧"，脉气灌注之处。

（4）玄冥幽微：玄妙隐微。

（5）自非：若非，如果不是。

（6）理致：机理，原理。

（7）岐伯……仲文：岐伯及伯高等六人，相传都是黄帝的臣子，善医药。

（8）演：扩充，推衍。

（9）口给：口才好，言辞不穷。此处为贬义。

（10）相对斯须：意谓接诊时间短。相对，面对病人。相，指代性副词，指代病人。

（11）人迎：切脉部位名，结喉两侧的颈部动脉搏动处。

（12）趺阳：切脉部位名，足背前胫动脉搏动处。

（13）三部：指人迎、寸口、趺阳三处诊脉的位置。

（14）参：参验，互相参照。

（15）动数：指病人脉搏的次数。

（16）息：指医生的呼吸。

（17）不满五十：古人认为，医生诊脉不足五十次搏动则诊察会有遗漏。

（18）短期：病人将要死亡的期限。

（19）决诊：确诊。

（20）九候：诊法术语。有二义：据《素问·三部九候论》，指头部两额、两颊和耳前，中部寸口、合谷和神门，下部内踝后、大趾内侧和大趾与次趾之间等九处的动脉；据《难经·十八难》，又指寸、关、尺三部以浮、中、沉取，合称九候。

（21）仿佛：意向模糊。

（22）明堂：指鼻子。

（23）阙：两眉之间。

（24）庭：前额。

（25）视死别生：判断生死预后。视，判断，辨别。

（26）"生而知之者上"二句：语出《论语·季氏》。谓生来就明白事理的人是上等智慧的人，通过后天学习而明白事理的人为次于上等智慧的人。

（27）"多闻博识"二句：语出《论语·述而》。多听广记。识（zhì），记住。

（28）宿尚：一向看重。宿，平素，一向。尚，看重，崇尚。

【解析】

本节中，张仲景先简要论述了中医学的阴阳、五行和脏腑经络理论，强调了医学的深奥，若非才高识妙则难以精通其理；然后借古今医者之对比，批评了当时医生存在的守旧、草率、马虎等缺点。他们在学术上狭隘自足，仅仅沿袭家传医技，不去钻研医学经典来扩充自己的知识，始终墨守成规；在治病时不负责任，四诊信息收集草率，只专注于口头应付，垂危的疾病无法确诊，诊病如同管中窥豹，如此要辨别疾病的吉凶，实为困难。看似在批评庸医的恶劣习气，实则仲景是在谆谆规劝诸位医生要重视医德修养，技术上应精益求精，切忌故步自封，草率从事，展现了自己对医学的热爱和对患者的负责。

最后，医圣张仲景借孔子之言，勉励自己及诸位医界同道要"多闻博识"，力求达到"才高识妙"，从而掌握医学的精髓，以"视死别生"，济世救人。

【养生应用】

中医学对于养生的认识源远流长，为中华民族的繁衍昌盛作出了巨大贡献。养生是调摄身心、增强体质、预防疾病、延年益寿的学问，在中医学认识中，养生当以顺应自然、形神共养为基本原则。医生是掌握中医养生理论的关键群体，他们的医术和医德对于中医养生理论的推广和实践具有至关重要的作用，正如明·裴一中

《言医·序》言:"学不贯今古,识不通天人,才不近仙,心不近佛者,宁耕田织布取衣食耳,断不可作医以误世!"医术方面,医生应当具备严谨的医学知识和技能,在诊疗时认真细致地询问病情,合理运用四诊方法获得全面的信息,正确地诊断疾病,为患者提供专业有效的治疗。医德方面,医生应当具备高尚的职业道德,尊重生命、尊重患者,在救死扶伤的同时处理好与患者之间的关系,关心、体贴患者,为患者提供暖心的医疗服务,根据患者的个体差异制定个性化的养生方案,这样才能得到患者的信任和支持,让患者能够遵从医嘱,在日常生活中认真地践行养生理念,帮助患者预防疾病、保持健康。

总之,医生的医德医术与中医养生之间关系密切。只有医生具备精湛的医术和高尚的医德,才能更好地推广中医养生理念和实践,让更多的人受益于中医的养生文化。

二、学习与巩固

【习题】

1.简述《伤寒杂病论》成书的原因、经过和目的。

2."崇饰其末,忽弃其本,华其外而悴其内。皮之不存,毛将安附焉?"中"末""外""毛"指什么?"本""内""皮"指什么?

3.结合本文,探讨医务工作者应当如何对待处于困厄疾苦中的患者?

4.结合本文,谈谈我们应当如何克服世俗的诱惑,珍惜自己的生命?

【参考文献】

1.范清涓. 大学语文［M］. 济南:山东人民出版社,2006.

2.蒋力生. 医古文［M］. 2版. 上海:上海科学技术出版社,2012.

3.沙涛,沙恒玉. 医古文［M］. 西安:第四军医大学出版社,2013.

4.王育林,李亚军. 医古文［M］. 北京:中国中医药出版社,2021.

5.张其成. 医古文译注［M］. 北京:人民卫生出版社,2003.

6.刘太祥. 张仲景中医药文化研究［M］. 开封:河南大学出版社,2017.

7.马烈光,蒋力生. 中医养生学［M］. 北京:中国中医药出版社,2016.

第八章　《金匮要略》养生经典节选 ▷▷▷▷

　　《金匮要略·脏腑经络先后病脉证第一》选自《金匮要略方论》（中华书局 2010 年版）中《脏腑经络先后病脉证第一》部分。《金匮要略》为《伤寒杂病论》的杂病部分，是我国现存最早的一部论治杂病的专书，本书逻辑严谨，在指导临床实践方面具有较高的实用价值，被历代医家奉为治疗杂病的典范，对后世影响深远。

　　《伤寒杂病论》问世后因战乱而散失，北宋仁宗时一位叫王洙的翰林学士在馆阁的残旧书籍里发现了一部《金匮玉函要略方》，共 3 卷。上卷讲伤寒病，中卷讲杂病，下卷记载方剂及女科病的治疗。至治平三年，国家召集林亿等人完成对此书的校订，因为《伤寒论》已经有完整的王叔和编次的单行本，于是把上卷删去，只保留中下卷，为了阅读及临床诊疗方便，又把下卷的方剂部分，分别列在各种证候之下，仍编为上、中、下 3 卷。此外，还采集后世各家方书中治疗杂病的一些良方，分类附在每篇之末，名《金匮要略方论》，后人将《金匮要略方论》简称为《金匮要略》或《金匮》。

　　《金匮要略》中有关养生的内容见于本书上卷的"脏腑经络先后病脉证第一"篇，本篇相当于全书的总论，因此具有纲领性的意义，全篇以整体观为指导思想，认为人体的脏腑经络是相互关联的，某一脏腑病变可传至另一脏腑，关于疾病的治疗，除重点论述中医"治未病"思想外，还强调虚实异治，对临床实践具有现实的指导意义。首先，以肝和脾的关系为例，提出了"见肝之病，知肝传脾，当先实脾"的治未病思想，指导临床医生面对临床疾病，应根据疾病的传变规律及五脏间的关系，在传变前预先采取措施，调治未病之脏腑，防止疾病的传变，并通过整体调节，促进疾病的痊愈；其次，本篇还倡导已病早治，要求医生在疾病的初期就及时治疗，以防止疾病的传变和深入发展；同时，本篇还十分重视防病，强调内养真气，外慎邪风，可防止疾病的发生，否则，邪气易侵犯人体而发病，这与《黄帝内经》中提出的"正气存内，邪不可干""邪之所凑，其气必虚"的理论完全一致，说明正邪之间，正气的强弱是极为关键的。另外，本篇有关病因的论述为后世病因学的发展奠定了基础。

一、《金匮要略·脏腑经络先后病脉证》解读

【原文】

问曰：上工⁽¹⁾治未病⁽²⁾，何也？师曰：夫治未病者，见肝之病，知肝传脾，当先实脾⁽³⁾，四季脾旺⁽⁴⁾不受邪，即勿补之。中工⁽⁵⁾不晓相传，见肝之病，不解实脾，惟治肝也。

【词解】

（1）上工：指医术高明的医生。《灵枢·邪气脏腑病形篇》："善调脉者，不待于色，能参合而行之者，可以为上工，上工十全九，行二者为中工，中工十全七。行一者为下工，下工十全六。"

（2）治未病：这里指治未病的脏腑。《素问·四气调神大论》："是故圣人不治已病治未病……"指疾病发生之前。

（3）实脾：调补脾脏。

（4）四季脾旺：指四季之末，即农历三、六、九、十二各月之末十八天，为脾土当令之时，此时脾气旺盛，故云四季脾旺。《素问·太阴阳明论》："脾者，土也，治中央，常以四时长四脏，各十八日寄治，不得独主于时也。"

（5）中工：指技术一般的医生。

【解析】

中医学有两大基本特征，即整体观念和辨证论治，本条将人体看成一个统一的整体，从人体内部脏腑相关的整体观念出发，以五脏配五行的克制规律，论述五脏病变的传变和防止疾病传变的治未病法则。医术高明的医生在临床中是如何践行治未病思想的呢？本条从脏腑相克的角度，以肝脏和脾脏为例，说明了肝实证的治疗法则。肝属木，脾属土，根据五行生克乘侮的规律，若木气太强，对土克制太过，可致土的不足，因此，若肝气过于亢盛，并且存在脾虚状态时，就会对脾脏的功能造成影响，从而出现一系列消化系统症状，根据中医治未病的理论，当肝气盛，同

时存在脾气虚时，应注意调补脾脏，使脾脏正气充实，防止肝病发展和蔓延，如果脾脏本气旺盛，则不必实脾。临床上，一般情况下，实证以泻本脏为主，并安他脏，以防疾病蔓延；虚证以补本脏为主，并通过整体调节以防他脏乘侮。

【养生应用】

本条以肝脾之间的关系为例，阐述了中医的治未病思想。在临床诊疗实践中，某些疾病具有其特定的传变规律或发展过程，如果我们能预先采取措施，就能阻止疾病的蔓延。"见肝之病，知肝传脾，当先实脾"理论在临床上应用广泛，如肝气郁结，除见精神抑郁、胸胁胀闷、善太息等症状外，常出现纳差食减、脘腹胀满等脾病症状，故常在治肝病之时采用疏肝健脾之法；又如肝胆湿热、肝火亢盛证，在清利湿热、清泻肝火时，酌加健脾之品及勿过用苦寒药，亦是肝病实脾之意。后世医家深受本条所论述治未病思想的影响，如叶天士治温热病强调"先安未受邪之地"就是其在临床的具体应用。

【原文】

夫肝之病，补用酸，助用焦苦，益用甘味之药调之。酸入肝，焦苦入心，甘入脾。脾能伤肾，肾气微弱，则水不行；水不行，则心火气盛，则伤肺；肺被伤，则金气不行；金气不行，则肝气盛。故实脾，则肝自愈。此治肝补脾之要妙也。肝虚则用此法，实则不在用之。

经曰：**虚虚实实**[1]，补不足，损有余，是其义也。余脏准此。

【词解】

（1）虚虚实实：虚证误用泻法，使正气更虚，谓虚虚；实证用补法，使邪更盛，谓实实。

【解析】

本条应用五行生克制化理论，以肝病虚证为例，论述了虚实异治。"夫肝之病，补用酸，助用焦苦，益用甘味之药调之"。酸入肝，肝虚当补之以本味，故补用酸；助用入心之焦苦，一是因为心火为肝木之子，子能令母实，心气旺可以感气于肝，一是肝虚易受肺金之侮，助心火可制肺金，肺金受制，则木不受克则肝病自愈；益用入脾之甘味，其目的在于补土制水以助火，从而制金，防其侮肝木，以利肝虚证的治疗，且土能荣木，脾气健旺，有助于改善肝虚的症状。这种肝虚证的治法并不适用于肝实证。治病当辨清虚实，虚实异治，虚则补之，实则泻之。原文"四季脾旺不受邪，即勿补之""肝虚则用此法，实则不在用之"，都反映了这种虚实异治的观点。

【养生应用】

一脏有病可传变他脏，但虚证、实证的传变规律不同，治疗应从整体观出发，既治已病之脏，又调未病之脏，防止疾病蔓延，促使机体整体功能的恢复。众所周知，小儿存在肺常不足、脾常不足的生理特点，加之饮食不节，腠理疏松，故小儿疾病多为消化系统疾病和呼吸系统疾病，但是，在小儿临床症状出现之前，我们常发现小儿出现口臭、磨牙、腹胀、便秘、舌苔厚腻等一系列症状，如果我们在此阶段对小儿的身体状态进行干预，例如通过小儿推拿、四缝放血、足浴、口服中药及调节饮食等各种方法和治疗手段，往往能截断疾病的发展进程，从而阻断疾病的发生。

【原文】

夫人禀五常⁽¹⁾，因风气⁽²⁾而生长，风气虽能生万物，亦能害万物，如水能浮舟，亦能覆舟。若五脏元真⁽³⁾通畅，人即安和。客气邪风⁽⁴⁾，中人多死。千般疢难⁽⁵⁾，不越三条；一者，经络受邪，入脏腑，为内所因也；二者，四肢九窍，血脉相传，壅塞不通，为外皮肤所中也；三者，房室、金刃、虫兽所伤。以此详之，病由都尽。

若人能养慎，不令邪风干忤⁽⁶⁾经络，适中经络，未流传脏腑，即医治之，四肢才觉重滞，即导引、吐纳⁽⁷⁾、针灸、膏摩⁽⁸⁾，勿令九窍⁽⁹⁾闭塞；更能无犯王法⁽¹⁰⁾、禽兽灾伤，房室勿令竭乏，服食节其冷、热、苦、酸、辛、甘，不遗形体有衰，病则无由入其腠理。

【词解】

（1）五常：五行。

（2）风气：指自然界之气候。

（3）元真：指元气或真气。

（4）客气邪风：泛指外来致病因素。

（5）疢（chèn）难：指疾病。

（6）干忤：此指侵犯。干，《说文》："犯也"；忤，违逆，抵触。

（7）导引、吐纳：导引指自我按摩。吐纳为一种调整呼吸的方法。两者均为古代体育疗法，起养生却病的作用。

（8）膏摩：用药膏熨摩体表的一种外治法。

（9）九窍：眼、耳、鼻、口七窍，加上前后二阴，即为九窍。

（10）无犯王法：不要触犯国家法令，免受刑伤之患。王法，指国家法令。

【解析】

本条论述了人与自然的密切关系，以及疾病发生的原因，强调预防疾病及早期治疗。人生于自然，一方面，自然界提供人类赖以生存的基本条件，因此，人体要适应自然界气候变化的规律；另一方面，自然界亦存在致病因素，当人体不能适应自然界气候的变化，便可使人发病。本条以"水能浮舟，亦能覆舟"，生动地说明了人与自然的这种关系。导致疾病发生的原因虽然不同，但不外乎三种情况：一是经络受邪，传入脏腑，这是因为体内正气不足，以致邪气乘虚入内；二是病在四肢、九窍，血脉相传，壅塞不通，这是外部体表受邪所致；三是房室、金刃、虫兽等致病因素损伤人体。

为了预防疾病的发生，未病前当内养正气，外慎邪气，疾病发生后应及早治疗，其具体措施包括：经络刚受邪气，就及时施治，以防病入脏腑；四肢才觉重滞，就采用导引、吐纳、针灸、膏摩等方法驱邪外出、勿使邪气深入，导致九窍闭塞；避免外邪、虫兽、外伤等致病因素的伤害；节制房事，勿令肾精竭乏；注意饮食有节，避免五味偏嗜。这样，机体元气充盛，气血流畅，脏腑、经络等功能协调，人体就不易受邪发病，若元气不足，脏腑功能失调，则客气邪风等各种致病因素易侵犯人体导致疾病发生，甚至使人死亡。

【养生应用】

本条首先指出了预防疾病发生、保持人体健康的关键是"五脏元真通畅""不遗形体有衰"，认为五脏元真通畅，气血流畅，生命活动处于相对动态平衡，则人体安和，不易受邪发病，否则，致病因素易侵犯人体，导致发病，因此，内养正气，外避邪气，可防止疾病发生；其次强调了已病早治的治未病思想，在疾病出现以后，为防止疾病进一步深入发展，应及时治疗，在疾病早期，中医有多种调节身体和治疗疾病的方法，例如《黄帝明堂灸经·正人形第四》："凡人未中风时，一两月前，或三五个月前，非时，足胫上忽发酸重顽痹，良久方解，此乃将中风之候也。便须急灸三里穴与绝骨穴，四处各三壮。"这对当代正在开展的中医健康管理和非药物疗法的研究具有现实的指导意义和实用价值。

二、学习与巩固

【习题】

1. 请用五行生克乘侮理论，说明肝实证和肝虚证常用的治疗方法有何不同？

2. 常用的中医治未病方法有哪些？

3. 疾病发生的原因有哪些？

【参考文献】

1. 何任，何若苹. 金匮要略 [M]. 北京：人民卫生出版社，2005.

2. 范永升. 金匮要略 [M]. 北京：中国中医药出版社，2016.

3. 李今庸. 金匮要略讲稿 [M]. 北京：人民卫生出版社，2008.

4. 胡希恕. 金匮要略讲座 [M]. 北京：学苑出版社，2019.

第九章　《养生论》养生经典节选 ▷▷▷

本文选自明嘉靖四年（1525）黄省曾刻本《嵇中散集》卷三。嵇康（223—263年），字叔夜，三国时期魏谯国铚县（今安徽省宿州西南）人，曾拜中散大夫，故后世称为"嵇中散"。嵇康能诗善文，以文见长。崇尚老庄学说，善养性服食之事，主张"越名教而任自然"，是魏晋时期著名的思想家和文学家，与阮籍等共称"竹林七贤"，有《嵇中散集》十卷传世。本文以"导养得理，以尽性命"的养生观点为核心，从形、神互相依存、互相影响的关系出发，论述了养性保神、服食保形的养生方法。

一、《养生论》解读

【原文】

世或有谓神仙可以[(1)]学得，不死可以力致[(2)]者；或云上寿百二十，古今所同，过此以往，莫非妖妄者。此皆两失其情，请试粗论之。

夫神仙虽不目见，然记籍[(3)]所载，前史所传，较[(4)]而论之，其有必矣；似特受异气，禀之自然，非积[(5)]学所能致也。至于导养[(6)]得理[(7)]，以尽性命，上获千余岁，下可数百年，可有之耳。而世皆不精，故莫能得之。

【词解】

（1）可以：可以通过。可，可以；以，通过。

（2）致：通"至"，达到。

（3）记籍：泛指文献典籍。记，书也。

（4）较：通"皎"，明白，清楚。

（5）积：积聚，积累。

（6）导养：导气养性，服食养生。

（7）理：条理，指规律。

【原文】

何以言之？夫服药求汗，或有弗获；而愧情一集，涣然流离[(1)]。终朝未餐，则嚣然[(2)]思食；而曾子衔哀[(3)]，七日不饥。夜分[(4)]而坐，则低迷思寝；内怀殷忧[(5)]，则达旦不瞑。劲刷[(6)]理鬓，醇醴[(7)]发[(8)]颜，仅乃得之，壮士之怒，赫然[(9)]殊观，植发冲冠[(10)]。由此言之：精神之于形骸，犹国之有君也。神躁于中，而形丧于外，犹君昏于上，国乱于下也。

夫为稼[(11)]于汤[(12)]之世，偏[(13)]有一溉之功者，虽终归焦烂，必一溉者后枯。然则一溉之益，固不可诬[(14)]也。而世常谓一怒不足以侵性[(15)]，一哀不足以伤身，轻而肆[(16)]之，是犹不识一溉之益，而望嘉谷于旱苗者也。是以君子知形恃神以立，神须形以存，悟生理[(17)]之易失，知一过之害生[(18)]。故修性以保神，安心以全身，爱憎不栖于情，忧喜不留于意[(19)]，泊然无感，而体气和平。又呼吸吐纳，服食养身，使形神相亲，表里俱济也。

【词解】

（1）涣然流离：汗液流淌不止。涣然，水盛的样子。流离，犹"淋漓"，沾湿，流滴。

（2）嚣然：饥饿的样子。嚣，通"枵"，空虚。

（3）衔哀：怀着悲哀的心情。衔，含。

（4）夜分：夜半。分，半。

（5）殷忧：深忧。殷，盛、大。

（6）劲刷：硬刷子。劲，强也，坚也。

（7）醇醴：泛指酒类。醇，厚酒；醴，甜酒。

（8）发：起也。

（9）赫然：盛怒的样子。《诗·皇矣》"王赫斯怒"郑玄笺："赫，怒意。"

（10）植发冲冠：意同怒发冲冠，盛怒的样子。植，立，《集韵》："植，音直，立也。"

（11）稼：种谷曰稼。

（12）汤：商汤，商代国君，《吕氏春秋·顺民》："昔汤克夏而正天下，天大旱，五年不收。"

（13）偏：唯独。

（14）诬：轻视。

（15）性：此指人的情绪。

（16）肆：放纵。

（17）生理：即生命的规律。理，道理，规律。

（18）生：生命。

（19）意：意志，意念，此指留心。

【原文】

夫田种⁽¹⁾者，一亩十斛，谓之良田，此天下之通称也。不知区种⁽²⁾可百余斛。田⁽³⁾种⁽⁴⁾一也，至于树养⁽⁵⁾不同，则功收相悬。谓商无十倍之价，农无百斛之望，此守常而不变者也。

且豆令人重⁽⁶⁾，榆⁽⁷⁾令人瞑⁽⁸⁾，合欢⁽⁹⁾蠲⁽¹⁰⁾忿，萱草⁽¹¹⁾忘忧，愚智所共知也。薰辛⁽¹²⁾害目，豚鱼⁽¹³⁾不养，常世所识也。虱处头而黑⁽¹⁴⁾，麝食柏而香⁽¹⁵⁾；颈处险而瘿⁽¹⁶⁾，齿居晋而黄⁽¹⁷⁾。推此而言，凡所食之气⁽¹⁸⁾，蒸性染身⁽¹⁹⁾，莫不相应。岂惟蒸之使重而无使轻，害之使暗而无使明，薰之使黄而无使坚，芬之使香而无使延哉？

【词解】

（1）田种（zhòng）：散播漫种，指比较原始的耕种方法。

（2）区种：指有规律地开挖沟槽分区种植的一种农业种植方法。

（3）田：田地。

（4）种（zhǒng）：种子。

（5）树养：种植管理。树，种植；养，育，代指管理。

（6）豆令人重：《博物志》：“食豆三年则身重，行止难。”豆，大豆。

（7）榆：亦称白榆，《神农本草经》言其皮、叶皆能“疗不眠”。

（8）瞑：同眠，《文选》李善注：“瞑，古眠字。”

（9）合欢：一名马缨花，《神农本草经》言其“安五脏，和心志，令人欢乐无忧”。

（10）蠲（juān）：消除。

（11）萱草：同“谖草”。古人以为可以使人忘忧的一种草，又名鹿葱、忘忧、宜男、金针。

（12）薰辛：此指大蒜。薰，同"荤"，李善注引《养生要》曰："大蒜多食，荤辛害目。"

（13）豚鱼：河豚。肝脏、血液、卵巢有剧毒。

（14）虱处头而黑：《抱朴子》认为头虱著身则渐白，身虱着头则渐黑。

（15）麝食柏而香：《名医别录》："麝香形似獐，常食柏叶，五月得香。"

（16）颈处险而瘿：生活在山区，容易得瘿瘤。《吕氏春秋·尽数》："轻水所，多秃与瘿人。"险，通"岩"，山崖，瘿，颈项部长肿瘤，类似甲状腺肿大一类病。

（17）齿居晋而黄：意为生活在晋地（今山西一带）的人，牙齿易变黄，因晋地产枣。李时珍言"啖枣多，令人齿黄生䘌（nì）"，可参。

（18）所食之气：指所受环境、所吃食物。

（19）蒸性染身：改变性情，染化形体。

【原文】

故神农曰"上药养命，中药养性"（1）者，诚知性命之理，因辅养（2）以通也。而世人不察，惟五谷是见，声色是耽（3），目惑玄黄（4），耳务淫哇（5）。滋味煎其府藏，醴醪煮其肠胃，香芳腐其骨髓，喜怒悖（6）其正气，思虑销其精神，哀乐殃其平粹（7）。夫以蕞尔（8）之躯，攻之者非一涂（9），易竭之身，而外内受敌，身非木石，其能久乎？

其自用（10）甚者，饮食不节，以生百病；好色不倦，以致乏绝；风寒所灾，百毒所伤，中道（11）夭于众难（12）。世皆知笑悼（13），谓之不善持生也。至于措身（14）失理，亡之于微，积微成损，积损成衰，从衰得白，从白得老，从老得终，闷若（15）无端（16）。中智以下，谓之自然。纵少（17）觉悟，咸叹恨于所遇之初，而不知慎众险于未兆。是由（18）桓侯抱将死之疾，而怒扁鹊之先见，以觉痛之日，为受病之始也。害成于微而救之于著（19），故有无功之治；驰骋常人之域，故有一切（20）之寿。仰观俯察，莫不皆然。以多自证，以同自慰，谓天地之理尽此而已矣。纵闻养生之事，则断以所见，谓之不然。其次狐疑，虽少庶几（21），莫知所由。其次，自力服药，半年一年，劳而未验，志以厌衰，中路复废。或益之以畎浍（22），而泄之以尾闾（23）。欲坐望显报者，或抑情忍欲，割弃荣原（24），而嗜好常在耳目之前，所希在数十年之后，又恐两失，内怀犹豫，心战于内，物诱于外，交（25）

赊⁽²⁶⁾相倾⁽²⁷⁾，如此复败者。

夫至物微妙，可以理知，难以目识，譬犹豫章⁽²⁸⁾生七年，然后可觉耳。今以躁竞之心，涉希静⁽²⁹⁾之涂，意速而事迟，望近而应远，故莫能相终。

夫悠悠⁽³⁰⁾者既以未效不求，而求者以不专丧业，偏恃者以不兼无功，追术者以小道自溺⁽³¹⁾，凡若此类，故欲之者万无一能成也。

【词解】

（1）"上药"二句：《神农本草经·序录》：上药"主养命以应天"，中药"主养性以应人"，下药"主治病以应地，多毒，不可久服"。

（2）辅养：接上句，即辅命养性，互文修辞。辅，助。

（3）耽：沉溺。

（4）目惑玄黄：惑，迷惑。玄，黑色；黄，黄色。玄黄，代指一切色彩。

（5）耳务淫哇：古代指不同于雅乐的音乐。务，致力于。淫哇，淫声；淫，放。

（6）悖：逆乱。

（7）平粹：宁静纯粹，指情志、情绪的平静。

（8）蕞尔：小的样子。

（9）涂：通"途"，道路，路径。

（10）自用：自行其是，不听劝告。

（11）中道：中途，半路上。此指生命的中途。

（12）众难：张铣注，谓上哀乐之事。

（13）笑悼：讥笑哀叹。李善注："谓笑起不善养生，而有哀起促龄也。"

（14）措身：置身。措，置。

（15）闷若：沉默、悄然的样子。

（16）端：原由。

（17）少：通"稍"，稍微。

（18）由：通"犹"，好比。

（19）著：明显。

（20）一切：一时。

（21）庶几：庶慕，希望。

（22）畎浍（quǎn kuài）：田间的水沟，此喻细少。畎，田间的水沟。浍，田间的排水渠。

（23）尾闾：传说中海水归宿之处。此喻众多。尾，百川之下。闾，水聚之处。

（24）荣原：《庄子·逍遥游》郭象注："苟足于其性，则虽大鹏无以自贵于小鸟，小鸟无羡于天池，而荣原有余矣。故小大虽殊，逍遥一也。"或指自性逍遥义。

（25）交：近。指近在眼前的世俗物欲。

（26）赊：远。指多年之后的养生效果。

（27）倾：排斥。

（28）豫章：枕木和樟木的并称。豫，枕木。章，樟木。《史记·司马相如列传》张守节《正义》："二木生至七年，枕、章乃可分别。"

（29）希静：无声。此指清静无为的修炼。

（30）悠悠：众多。《史记·孔子世家》："悠悠者天下皆是也。"

（31）自溺：自我沉迷。

【原文】

善养生者则不然矣，清虚静泰(1)，少私寡欲。知名位之伤德，故忽(2)而不营，非欲而强禁(3)也；识厚味之害性，故弃而弗(4)顾，非贪而后抑(5)也。外物以累心不存，神气以醇泊(6)独著，旷然无忧患，寂然无思虑。又守之以一(7)，养之以和，和理日济，同乎大顺(8)。然后蒸以灵芝，润以醴泉(9)，晞(10)以朝阳，绥(11)以五弦(12)，无为自得，体妙心玄，忘欢(13)而后乐(14)足，遗生(15)而后身存。若此以往，恕(16)可与羡门(17)比寿，王乔(18)争年，何为其无有哉？

【词解】

（1）清虚静泰：清净虚无，宁静安和。

（2）忽：忽略，轻视。《广雅·释诂》："忽，轻也。"

（3）禁：制止。

（4）弗：不可也，不然也。

（5）抑：遏也，止也。

（6）醇泊：精纯恬淡。醇，精纯。泊，恬淡。原文作"白"，据《文选旁证》卷第四十三改。

（7）一：纯一。指"道"和"理"。

（8）大顺：自然。语见《老子》第五十六章。

（9）醴泉：甘美的泉水。

（10）晞（xī）：晒。

（11）绥：安，安抚。

（12）五弦：泛指音乐。

（13）欢：喜乐，泛指情绪的变化。

（14）乐：内心的充足愉快。

（15）遗生：忘却自我的存在。

（16）恕：通"庶"，或许。

（17）羡门：羡门子高，神话人物。《史记·秦始皇本纪》："三十二年，始皇之碣石，使燕人卢生求羡门、高誓。刻碣石门。"

（18）王乔：王子乔，神话人物。一说名晋，字子晋，相传为周灵王太子，喜吹笙作凤凰鸣声，为浮丘公引往嵩山修炼，三十余年后升天而去。事见《列仙传》。

【解析】

作者开篇通过引述针对"神仙"的两种不同观点，认为神仙虽未必不存在，但也并非刻意追求所能达到的，从而提出"导养得理，以尽性命"的养生观点，并在后文通过对比论述表达了"修性以保神，安心以全身"的养生理念。

首先，作者通过对比不同情形下人体神志变化对身体的影响，提出了"形神相亲"的形神观，认为精神作为生命的主宰，养神对于养身具有重要作用。作者先通过不同神志状态下，人体排汗、饮食、睡眠、肤发的变化，论证了"精神之于形骸，犹国之有君也"的人体神志变化与生理变化的相互影响关系。在此基础上，作者继而以不同条件下种植庄稼为譬喻，指出偶然的神志变化虽然对身体看起来无害，但"神躁于中，而形丧于外"必然也会对身体带来不良影响，阐发了调畅神志对于养生的重要性，说明养生需要陶冶性情保养精神，安神定志来健全形体。

其次，作者通过"物类相感"的类比举例，说明了外界事物对身体与精神的影响，提出了"树养不同，则功收相悬"的论点，再次强调了养生与外物的关系，从侧面论证了上文"修性以保神，安心以全身"的重要性，也为下文"性命之理，因辅养以通也"做出了引论；并通过"世人不察"与"自用甚者"两种情况，批驳了世人"积微成损"的"辅养"失当情况，论证了"性命之理，因辅养以通也"的论点；并进而分析了之所以没有达到养生目的的种种错误方式和理念，强调了养生应从方式、理念循序渐进。

最后，作者从认知、行为方式两个方面，论述了"守之以一，养之以和"，不以外物累心的正确的养生方式。

【养生应用】

1.天年与禀赋 人类寿命的极限是古今中外医家长期以来研究、探索的奥秘。在中国传统文化中，所谓"天年"，即自然寿数、自然寿命，是人在完全理想的生存状态下，精气不受任何额外耗损时，生命自然所获得的寿命。《五经正义》曰："上寿百二十岁，中寿八十。"《养生论》曰："上寿百二十，古今所同。"天年，古人一般认为是120岁，这与现代关于人类寿命研究所认为的110～150岁不谋而合。

禀赋，即先天禀赋，是生命个体与生俱来，特有的体魄、智力等。正常的禀赋决定人类寿命和体质健康，父母的禀赋及胎育时期的保养，都会影响禀赋。中医学认为，人的禀赋禀受于父母，形成于出生之前，但受后天影响。出生之后的生长发育，则为后天，以五谷充养，五味充养。先天与后天共同决定人的体质，影响人的生老病死。先天禀赋是生命的基础特征，出生即定。《医源·先天后天说》云："降生之初，有清浊厚薄之不同，则有声以后，亦遂有强弱夭寿不齐，此皆药石所能治，而其所可调养补益者，唯后天之形质耳。"也就是说，体质通过后天努力，包括饮食调养、体育锻炼、陶冶情志等可改变，但先天禀赋无法增强，只能止损减伤，这是禀赋最大的特点和中医养生学重要的生命科学观。

2.神与形 人体是一个有机整体，大致分为"神"与"形"两部分，两者之间相辅相成，无可分割。"神"以"形"为物质基础，形为神之宅。形体所具备的精、气、血、津液是化神养神的源泉。但人体五脏功能协调，精、气、血、津液的贮藏和输布，情志活动的调畅等，都依赖于神的统帅和调控，故《黄帝内经》称心为"君主之官""五脏六腑之大主"，指出"主明则下安""主不明则十二官危"，随即产生了心藏神的概念。神虽由精、气、血、津液等基础物质而产生，但又反作用于这些物质，即神具有统领、调控这些物质在体内进行运行、代谢的作用。正如张介宾云："神虽由精气化，但统驭精气而为运用之者，又在吾心之神。"可见，在人体生命活动中，神起统帅和协调作用，而生命体的存在有赖于神的统帅作用，故神为形之主。

3. 养神第一要义：调神　《素问·上古天真论》曰："精神内守，病安从来。"说明中医养生观始终将"调神"作为第一要义，精神活动的失调往往是发病的内在依据，所以中医养生必须充分重视"神"的调养。调神摄生的内容很丰富，可以从多方面入手。

（1）修德怡神　指通过道德品质的修养，使自身的精神少受外界影响，长久保持开朗、乐观、安泰的状态。唐代孙思邈指出："德行不充，纵服玉液金丹，未能延寿。"（《备急千金要方·养生》）可见修性养德对人体健康所起到的重要作用。修德养神的过程是个人自省其身，以及人与社会和谐互动中精神、情绪达到平静、安适的过程。应做到以下五点：长存仁爱之心、常怀坦荡之胸、长做乐善之事、常醒修德之身、常以恬淡为务。

（2）四气调神　即在因时制宜原则指导下，根据四季的特性而调摄精神，从而使精神和形体在四时变动中始终保持相互协调。《素问·阴阳应象大论》指出："天有四时五行，以生长收藏，以生寒暑燥湿风；人有五脏化五气，以生喜怒悲忧恐。"说明人的情志变化与四时气候变化密切相关，故后有《四气调神大论》论述春季养神的关键是"使志生"；夏季养神的关键是"使志无怒"；秋季养神的关键是"使志安宁"；冬季养神的关键是要保持安定与满足的情绪，让情志静而内藏，不要轻易外放。

（3）积精全神　语出《素问·上古天真论》，指利用精、气、神之间的互济关系，通过积累、顾护人体精气，使"神"保持健旺，从而维持精神活动的正常，达到养生的目的。《类经·摄生类》指出："善养生者，必保其精……神气坚强，老而益壮，皆本乎精也。"所以欲使神旺，必先积精，应做到：节欲保精、饮食养精、方药补精。

（4）怡情摄神　指人的精神将要或已经失于平静，采取适当方法，使情志回归到正常的精神养生法。正常人对外界能做出适度和适当的情绪反应，但当情志放纵、情绪过激，超过机体的承受程度，则会引起人体脏腑气机失常，对人体健康造成危害。当情志过激时，应及时通过主动的控制和调节，怡情以摄神，避免不良情绪对人体造成进一步损害，可通过多种有意义的活动，如绘画、书法、音乐、下棋、雕刻、种花、集邮、垂钓、旅游等，培养自己的情趣爱好，使精神有所寄托，并能陶冶情感，从而起到怡情养性、调神健身的作用。

二、学习与巩固

【习题】

1. 文中"世人"的长寿观与嵇康的长寿观有何不同？

2. "神"与"形"有怎样的关系？

3. 有哪几方面可以"蒸性染身"？

4. 文中提到养性失败的原因有哪些？

5. 嵇康认为"善养生者"应做到哪几方面？

【参考文献】

1. 房玄龄等. 晋书［M］. 北京：中华书局，2105.

2. 檀作文译注. 颜氏家训［M］. 北京：中华书局，2022.

3. 刘焕兰. 养生名著导读［M］. 北京：人民卫生出版社，2017.

4. 萧统. 昭明文选［M］. 长春：吉林文史出版社，2020.

5. 刘卓璐. 嵇康"清虚静泰"思想研究［D］. 西安：西安电子科技大学，2019.

6. 温道武. 论嵇康的养生思想［D］. 曲阜：曲阜师范大学，2018.

第十章　《抱朴子内篇》养生经典节选 ▷▷▷▷

　　本文选自《抱朴子内篇校释》（中华书局 2021 年版）。作者葛洪（283—363 年），字稚川，自号抱朴子，丹阳郡句容（今江苏省句容市）人，东晋道教理论家、炼丹家和医药学家。三国方士葛玄之侄孙，世称小仙翁。十三岁丧父，家境贫穷，平日砍柴，卖柴所得换纸笔，劳作之余用柴草抄写书籍，旁人称其为抱朴之士，意为保持本有的素朴天性。他遂以之为号。十六岁接触儒家经典，后跟随伯祖葛玄弟子郑隐学习炼丹等神仙术，始有炼丹修道著书立说的意向。葛洪著述颇丰，有《抱朴子》《神仙传》《隐逸传》《玉函方》《金匮药方》《肘后备急方》等十几种，多有亡佚。

　　《抱朴子》是一部道教典籍，分内外篇。内篇共 20 篇，论述"神仙方药，鬼怪变化，养生延年，禳邪却祸之事"，为现存完整的"神仙家言"；外篇共 50 篇，论述"人间得失，世事臧否"。内外篇的内容设置反映作者以神仙养生为内、以儒术应世为外的思想特点。《释滞》为《抱朴子内篇》第八篇，意为解除滞涩或困惑之处，主要针对世事与求仙不可兼济的说法，指出儒道可以兼修，二者并不冲突，并列举了宝精、行炁、服药等修仙的方法。

一、《抱朴子内篇·释滞》解读

【原文】

　　或问曰："人道多端[1]，求仙至难，非有废也，则事不兼济。艺文[2]之业，忧乐之务[3]，君臣之道，胡可替[4]乎？"抱朴子答曰："要道不烦，所为鲜耳。但患志之不立，信之不笃，何忧于人理[5]之废乎？长才者[6]兼而修之，何难之有？内宝[7]养生之道，外则和光[8]于世，治身而身长修，治国而国太平。以六经训俗士[9]，以方术授知音，欲少留则且止而佐时[10]，欲升腾[11]则凌霄而轻举[12]者，上士也。自持[13]才力，不能并成，则弃置人间[14]，专修道德[15]者，亦其次也。昔黄帝荷四海之任，不妨鼎湖^{（16）}之举；彭祖^{（17）}为大夫八百年，然后西适^{（18）}流沙；伯阳^{（19）}为柱史^{（20）}，宁封^{（21）}为陶正，方回^{（22）}为闾士，吕望^{（23）}为太师，仇生^{（24）}仕于殷，马丹^{（25）}官于晋，范公^{（26）}霸越而泛海，琴高^{（27）}执笏^{（28）}于宋康，常生^{（29）}降志于执鞭，庄公^{（30）}藏器^{（31）}于小吏^{（32）}，古人多得道而匡世，修之于朝隐^{（33）}，盖有余力故也。何必修于山林^{（34）}，尽废生民之事，然后乃成乎？亦有心安静默，性恶喧哗，以纵逸^{（35）}为欢，以荣任^{（36）}为戚^{（37）}者，带索蓝缕^{（38）}，茹草操耜^{（39）}，玩其三乐，守常待终^{（40）}，不营苟生^{（41）}，不惮速死，辞千金之聘，忽卿相之贵者。无所修为，犹常如此，况又加之以知神仙之道，其亦必不肯役身^{（42）}于世矣，各从其志，不可一概而言也。"

【词解】

（1）人道多端：世事繁多。人道，与"天道"相对，指人事，世事。多端，繁多、杂乱。

（2）艺文：六艺之文，泛指各种典籍、图书。此代指对图书典籍的攻读。

（3）忧乐之务："乐民之乐，忧民之忧"，此代指与百姓相关的事务。

（4）替：废弃。

（5）人理：做人的道理。此指对世事的处理。

（6）长才者：有优异才能者。长才，超出一般人的才能。

（7）宝：珍视，重视。

（8）和光：才华内蕴，不显露锋芒。

（9）训俗士：教导世俗之士。训，教导。俗士，世俗之士。

（10）佐时：指辅佐当世之君治理国家。

（11）升腾：修道成仙。

（12）轻举：谓飞升，登仙。

（13）持：宝颜堂本作"恃"。

（14）弃置人间：抛却世间事务。置，藏本作"智"。

（15）道德：老子《道德经》的省称。此指道家之术。

（16）鼎湖：相传黄帝铸鼎于荆山下，鼎成，有龙垂胡髯，迎黄帝上天，黄帝因乘龙飞上天空。后世命名此处为鼎湖。

（17）彭祖：道家仙人，以长寿著称。姓篯名铿，帝颛顼之玄孙，历夏至殷末，八百余岁。听说有人曾在流沙之国西见到过他。参见列仙传及神仙传。

（18）适：往，到。

（19）伯阳：老子的字。

（20）柱史：柱下史，周朝官名，后世作为御史代称。老子曾任周朝柱下史一职。见列仙传。

（21）宁封：宁封子，传说中黄帝时仙人，曾任陶正一职，主掌陶器。见列仙传。

（22）方回：尧时期的隐士，尧曾聘为闾士。见列仙传。

（23）吕望：吕尚，周初人，本姓姜，字子牙，其先祖封于吕，以封为姓，故曰吕尚。年老隐于钓，遇文王，得立为师，亦号太公望。见列仙传。

（24）仇生：生平不详，殷汤时为木正。见列仙传。

（25）马丹，晋人，晋文侯时为大夫，献公时为幕府正。见列仙传。

（26）范公：指范蠡，字少伯，徐人，佐越王勾践破吴，后乘舟泛海而去。见列仙传。

（27）琴高：战国时赵国人。因善鼓琴而做了宋康王的宾客，精通养生之道，在冀州和涿郡一带游历200多年。见列仙传。

（28）执笏：拿着笏板。古代臣子朝见君王时，手拿玉石、象牙或竹、木的手板。此指为臣。

（29）常生：指平常生，也作"卒常生"。谷城乡的役卒，屡次死而复生，当时人们习以为常。后谷城一带发生洪水，平常生在缺门山头大喊"平常生在此！"后五天洪水退去。后几十年，又在华阴县做了守门卒。见列仙传。按门卒，类似于执鞭驾驶车马的差事。

（30）庄公：庄子曾做过漆园小吏。

（31）藏器：储藏才能。

（32）吏：旧本作"史"。

（33）朝隐：身在朝廷而能心境淡泊，有如隐退。

（34）山林：专门隐居的地方。

（35）纵逸：亦作"纵佚"。恣意放纵，不拘于世事。

（36）荣任：受官任职。

（37）戚：忧愁，悲哀。

（38）带索蓝缕：以绳索为带，穿着破烂的衣服。蓝缕，同"褴褛"，衣衫破烂。

（39）茹草操耜：吃野菜干农活。茹，吃。耜，农具，用以翻土。

（40）玩其三乐，守常待终：《列子·天瑞篇》孔子见到荣启期以鹿皮为裘以绳索为带，鼓琴而歌，非常欢乐，便问为什么这么快乐。荣启期曰："天生万物，唯人为贵，吾得为人，一乐也；以男为贵，吾得为男，二乐也；人生有不免于襁褓，吾已行年九十矣，三乐也。夫贫者，士之常也；死者，人之终也；处常待终，当何忧哉？"

（41）苟生：苟且求生。

（42）役身：劳身。

【解析】

本节内容，作者针对有人提出世事与求仙二者不可兼顾的情况，指出这种情况只是因人志向不坚定罢了。假如信念笃定，跟随心意选定方向，就不会困惑彷徨。才有余力者，就两方面兼顾；才力不足者，就坚定地选择一种。作者重点描述了这两种人。

才有余力者，在内以道术养生，在外发挥才能以治世，既可修身养性以涵养内心，也可治国以保国家太平，用儒学六经来教导世俗之人，以道术传授给赏识之人，想要在人世间停留则可辅佐国君治理国家，想要飞升则即刻飞上云霄修道成仙。这样的人可称为上士。如黄帝、彭祖、老子、吕望等，都是此等可两面兼顾的上士。古代还有很多人都是大隐隐于朝，既得道又可匡扶世道者。

才力不足者，两方面不得兼顾，则抛却世间杂务，一心研修道家之术。他们内心追求宁静，讨厌喧哗，乐于放纵身心，不拘于世事，害怕被授予官职而为世务所烦扰。他们衣衫褴褛，吃野菜干农活，却乐在其中，不求勉强存活，也不怕立刻死去，推辞千金的聘请，也不在意卿相的富贵。无任何修为时，尚且能做到这样，何况在了解神仙之道后，也必定更不愿意劳身于世事中了。这两种人，各跟随自己的心志即可，不可一概而论。

【养生应用】

本节给我们当下的困境指出了方向。在现代社会较大的竞争压力之下，如何颐养身心来养生呢？不可能所有人都抛却世务隐居深山吧？古人提出"大隐隐于朝，中隐隐于市，小隐隐于野""小隐在山林，大隐在市朝"。隐士的最高境界，并不是在形式上的归隐山林，而是即使在市朝中，也能排除喧嚣杂务的干扰，保持心情的宁静。这或许也是我们需要达到的境界。

怎么才能做到呢？就是葛洪提出的外儒内道（现在也有外儒内佛的说法，意思基本一致）。对于世事，采取积极乐观的态度，立定志向勇于达成。在内心，不过度看重名利地位等外物，不过分关注个人利害得失，明了私欲太重会损害身心，影响情绪。这样儒道结合，我们对世事的关注主要是为了关爱他人，提升自我，就会在做事时更加专心致志而心无杂念，或许反而会收到意想不到的效果。既可保养身心，也能让我们取得更大的成就，这就是葛洪所提出的外儒内道、儒道互济的作用。

【原文】

抱朴子曰："世之谓一言之善，贵于千金然，盖亦军国[1]之得失，行己[2]之臧否[3]耳。至于告人以长生之诀，授之以不死之方，非特[4]若彼常人之善言也，则奚徒千金而已乎？设使有困病垂死，而有能救之得愈者，莫不谓之为弘恩[5]重施矣。今若按仙经[6]，飞九丹，水金玉[7]，则天下皆可令不死，其惠非但活一人之功也。黄老之德，固无量矣，而莫之克[8]识，谓为妄诞之言，可叹者也。"

【词解】

（1）军国：统军治国。

（2）行己：立身行事。

（3）臧否：好坏，善恶。

（4）特：只。

（5）弘恩：大恩。

（6）仙经：泛指道教经典。

（7）飞九丹，水金玉：此指对金丹的炼制。互文。水飞，炼制药物的方法。矿物类药物研成细末，置于水中，漂去浮于水面的粗屑，且能除去药物中可溶于水的有毒物质，使药物更精纯细腻。九丹，道教谓服后可长生或成仙的丹药，即丹华、神符、神丹、还丹、饵丹、炼丹、柔丹、伏丹、寒丹。

（8）克：能。

【解析】

本节说明道家经典中炼制丹药对人的作用，层层深入。首先指出言语之善贵于千金，可以避免治国失误，引导人立身行事向善。其次，如果传授人长生的方法，就不只是一般人所说的善言对人的效果，也不仅值价千金。再次，假如有重病垂死，有能够救治获得痊愈的，更可称得上厚施大恩了。最后提到，根据道家书籍炼制丹药，或许可以让天下所有人长生不老，这种恩惠哪里是救活一个人的功劳能比得上的呢？这是黄老的恩德无量，但是很多人不能认识，只将之看作荒诞的言论，真是可悲可叹啊。

【养生应用】

本节虽然指出的是道教炼丹的方面，但是我们可以用在养生上。古代养生与治疗疾病只是对人体关注的两个方面，无病则养生，有病则可治病，如《黄帝内经》等书中既有养生之道，也有治疗疾病的内容。后来养生逐渐成为单独的学科，与中医学、道家、儒家等理论都有紧密的联系。与治疗疾病相比，养生同样是在中国传统哲学文化如天人相应、形神合一、中和等基础上，利用黄老等中医相关理论，对人身心、疾病、健康等内容的关注。养生同样存在因人、因时、因地制宜的特点。不同之处在于，首先，养生所针对的人群范围更广，无论是健康者、亚健康者还是患病、康复者，都在养生范围内；其次，养生所要结合的内容也更多，如自然与社会环境，起居作息、睡眠、饮食、运动等，都是需要考察的方面；再次，疾病重在医生操作不同，养生重在医生引导下的自我保健，如对自我身心的调养，运动健身的方法，饮食中的禁忌等，主动权很多时候在自己手里，医生的调养只起到辅助的作用。

二、学习与巩固

【习题】

1. 现代如何做到既积极于世务又兼顾养生？试讨论。

2. 你在现实生活中遇到过工作生活与保养身体相矛盾的情况吗？怎么解决的？

3. 养生与治病的关系是什么？试讨论说明。

【参考文献】

1.葛洪著，张松辉译.抱朴子内篇［M］.北京：中华书局，2011.

2.葛洪著，王明校.抱朴子内篇校释［M］.北京：中华书局，2021.

3.葛洪著，金毅校注.抱朴子内外篇校注［M］.上海：上海古籍出版社，2018.

4.朴载荣.《抱朴子·内篇》养生思想研究［D］.青岛：青岛大学，2013.

5.刘志贤.葛洪养生思想研究及其养生方法探讨［D］.南京：南京中医药大学，2010.

6.舒忠民.葛洪生平及医学成就述略［J］.甘肃中医，2008，21（09）：15-17.

第十一章 《备急千金要方》养生经典节选 ▷▷▷▷

本文选自孙思邈著的《备急千金要方》(山西科学技术出版社，2010版)。孙思邈(581—682年)，隋唐京兆华原(今陕西省铜川市耀州区)人，唐代医药学家、道士，被后人尊称为"药王"。他吸收、融合、汇通医、道、儒、佛之说，结合自己多年丰富的实践经验，著有《备急千金要方》《千金翼方》《摄养枕中方》等养生专著，在我国中医学和养生学发展史上，具有承前启后的作用。

《备急千金要方》约成书于唐高宗永徽三年(652年)，共30卷，后经宋·林亿校刊始93卷，这在《中国医籍考》中有载："原书三十卷，析为九十三。"

孙思邈对我国医药学术贡献颇多，尤其在养生保健方面有很高的成就，在继承《黄帝内经》、秦汉魏晋六朝养生思想的基础上，对唐代养生理论进行系统总结，在临床中探索养生的奥秘，最终提出自己的养生之道，对后来的养生保健医学发展，有着重要的影响。孙思邈继承传统中医的养生理念，在道家修德以保身及吐故纳新思想的影响下，创造性地提出了以养生重德、依食摄生、食养为上、节欲保精、动静结合等为核心的养生之道，与《黄帝内经》养德宁性、顺其自然的修身原则一脉相承，对后来养生保健医学的发展有着重要的影响。

一、《备急千金要方·道林养性》解读

【原文】

真人曰：虽常服饵[1]而不知养性之术，亦难以长生也。养性之道，常欲小劳，但莫大疲及强[2]所不能堪耳。且流水不腐，户枢不蠹[3]，以其运动故也。养性之道，莫久行久立，久坐久卧，久视久听。盖以久视伤血，久卧伤气，久立伤骨，久坐伤肉，久行伤筋也。仍莫强食，莫强酒，莫强举重，莫忧思，莫大怒，莫悲愁，

莫大惧，莫跳踉[4]，莫多言，莫大笑。

勿汲汲于所欲，勿悁悁[5]怀忿恨，皆损寿命。若能不犯[6]者，则得长生也。故善摄生者，常少思少念，少欲少事，少语少笑，少愁少乐，少喜少怒，少好少恶，行此十二少者，养性之都契[7]也。

多思则神殆[8]，多念则志散，多欲则志昏[9]，多事则形劳，多语则气乏，多笑则脏伤，多愁则心慑，多乐则意溢，多喜则忘错昏乱，多怒则百脉[10]不定，多好则专迷不理，多恶则憔悴无欢。此十二多不除，则营卫失度，血气妄行，丧生之本也。唯无多无少者，几于道矣。是知勿外缘[11]者，真人初学道之法也。若能如此者，可居温疫[12]之中无忧疑矣。

【词解】

（1）饵：药物。

（2）强：强迫，过度。

（3）流水不腐，户枢不蠹：常流的水不发臭，常转的门轴不遭虫蛀。比喻经常运动，生命力才能持久，才有旺盛的活力。

（4）跳踉：踉，音 liáng，跳跃。亦作"跳梁"。《字汇·足部》："踉，跳踉，勇跃貌。"

（5）悁悁：悁，音 yuān，忿怒的样子。

（6）犯：触发。

（7）都契：总的要领。

（8）殆：困乏，疲惫。

（9）志昏：神志昏蒙。

（10）百脉：全身血脉的总称。

（11）外缘：指人与外界发生的各种接触与联系。

（12）温疫：是感受疫疠之邪而发生的多种急性传染病的统称。

【解析】

本节作者就长生提出了他的"养性之道"：常欲小劳，但莫大疲及强所不能堪耳。根据前人的经验、自己的实践，总结出"十二莫""十二少"，忌"十二多"。

孙氏认为，要想长生，不能只服用药物而忽视了运动。本节强调运动在养生中的重要地位，强调"流水不腐，户枢不蠹，以其运动故也"，是以"安者非安，能安在于虑亡"，离开了劳动和运动，人体就会"不得安于其处，以致壅滞"。因此，书中认为，"养性之道，常欲小劳，但莫大疲及强所不能堪耳"。

孙氏强调七情平和，精神内守对养生的重要性。他在《备急千金要方·道林养生》中告诫："莫忧思，莫大怒，莫悲愁，莫大惧，莫跳踉，莫多言，莫大笑。勿汲汲于所欲，勿涓涓怀忿恨。"并把调情志养心神之经验总结成"十二少"，其核心是排除外界不良干扰，独立守神，善于调摄不良情绪，保持平和的心态。他强调说："十二少者，养性之都契也。""都契"就是总纲，即养性为精神素养的总纲。其"十二少"中的"少"，是不多、适度的意思。"十二多"为丧生之本，此"十二多"不除，则荣卫失度，血气妄行，丧生之本也。上述"十二少"与"十二多"亦是孙氏关于心理因素与社会因素对人体不良影响的高度概括和总结。故他提出"惟无多无少者，几于道矣"，"欲所以习以成性"，"性既自善，内外百疾皆悉不生"和"如果不知其术，则纵服玉液金丹，末能延寿"。这养性"十二少"的关键就是告诫人们要各神节律，使力用意要注意一个度，超过了度的界限，就会损生伤生。

【养生应用】

动与静是事物对立统一的两个方面，"掌握了动静之间的'平衡'、理解了动静的内在法则，便能领悟修身养性的真谛与核心"。怎样才能把握运动养生这个"度"？孙思邈告诉我们："养性之道，常欲小劳，但莫大疲及强所不堪耳。"说人要经常锻炼，但不可疲劳过度，如果勉强坚持，健康就会受到影响。在运动方式及运动量上，孙思邈在《备急千金要方》中提出"四时气候和畅之日，量其时节寒温，出门行三里二里，及三百二百步为佳"。养生者应把握好这个"度"，不能太过与不及。

现代研究证实，运动有六大益处：①利于增强骨骼、肌肉的坚强度，使人的关节灵活；②运动能使呼吸肌发达、肺活量增大、氧气的交换能力加强；③运动可使心肌发达、血液的储备和输出量增多、心力加强；④运动能使人胃口大开、食欲改善、消化吸收率提高、营养之源丰富；⑤运动又能调节大脑机能，使人心情愉快、思维敏捷、动作协调、记忆力增强、睡眠状况改善；⑥运动能提高机体的免疫功能，增强抗病能力。

中医认为，情志活动是以五脏精气作为物质基础，一旦失调，极易伤脏，正如《素问·阴阳应象大论》中所总结的"怒伤肝，喜伤心，思伤脾，忧伤肺，恐伤肾"。其次是由于气机的改变，使得脏腑受累。《素问·举痛论》云："余知百病生于气也，怒则气上，喜则气缓，悲则气消，恐则气下，寒则气收，炅则气泄，惊则气乱，劳则气耗，思则气结。"七情的异常变化会使得脏腑气机升降失常，气血运行紊乱，不同的情志表现，对气机的影响不同，会出现气虚、气逆、气陷等证候。因此要实现情志养生，复归内心的质朴，保持身心的健康，就应该遵循孙氏的"十二少"和"十二多"。

按照孙思邈总结出养生"十二少"和"十二多"，要求人们遵守"十二少"，戒除"十二多"。不管是"十二少""十二多"，还是"十二莫"，都大体围绕着"啬"字做文章，这实际上也是孙思邈养生观的核心观念。所谓"啬"，即珍惜、爱惜之意，这种观念可以溯源至《老子》中"治人事天，莫若啬"的理念，后为传统医学所吸收，遂成为养生学的重要内容。

孙思邈的"十二少""十二多""十二莫"养生法对当今的健康养生教育仍有重要的指导意义，他的养生原则贵在一个"少"字，即有节制、不要过、求合理。在每个人的日常生活中，难免有不愉快的事情发生，人人都有他的难处，这就要求我们尽量做到少发愁、少动怒，注意自己的情绪，过度的情绪化伤神损精，且对身边的人产生负面影响。

【原文】

既屏外缘，会须守五神（肝、心、脾、肺、肾），从四正（言、行、坐、立）。言最不得浮思妄念[1]，心想欲事[2]，恶邪大起。故孔子曰：思无邪也。常当习黄帝内视法[3]，存想思念，令见五脏如悬磬[4]，五色了了分明，勿辍[5]也。

仍可每旦初起，面向午，展两手于膝上，心眼观气，上入顶，下达涌泉，旦旦如此，名曰迎气。常以鼻引气，口吐气，小微吐之，不得开口。复欲得出气少，入气多。每欲食，送气入腹，每欲食气为主人也。

凡心有所爱，不用深[6]爱；心有所憎，不用深憎，并皆损性伤神[7]。亦不用深赞，亦不用深毁，常须运心[8]于物平等，如觉偏颇，寻改正之。居贫勿谓常贫，居富莫谓[9]常富，居贫富之中，常须守道，勿以[10]贫富易志改性。识达道理，似不能言。有大功德[11]，勿自矜伐[12]。美药[13]勿离手，善[14]言勿离口，乱想勿经心，常以深心至诚，恭敬于物。慎勿诈善，以悦于人。终身为善，为人所嫌，勿得起恨。事君⁽¹⁵⁾尽礼，人以为诌⁽¹⁶⁾，当以道自平其心。

【词解】

（1）妄念：一切自己挥之不去的想法，但是又必须依靠别人（物）才能完成（实现）的念头（想法）。

（2）欲事：男女情欲之事。

（3）内视法：气功功法之一。即意视身体某个部位的功法。

（4）悬磬：室中悬挂磬，原本用来比喻极贫，空无所有。此处指洞见五脏之内。

（5）辍：停止。

（6）深：过度。

（7）伤神：耗损精神。

（8）运心：用心，动心。

（9）谓：说。

（10）勿以：不要因为。

（11）德：指功业与德行。

（12）矜伐：恃才夸功，夸耀。

（13）美药：上等的药材。

（14）善：假装为善。

（15）事君：对待他人。

（16）人以为诌：人们认为是诌媚。

【解析】

本节作者认为道德是养性的前提和必要条件，重视道德修养与情志调节相结合。遵循"养性之道"，保持养生，要"思无邪"，须屏外缘、守五神、从四正，常练习黄帝内视法和迎气内观法；要保持一个"于物平等"的心态，须"节情啬神，少私寡欲"。

孙氏认为养生重在啬神节制，不恣意放纵情志，即"节情啬神，少私寡欲"。孙氏说："凡心有所爱，不用深爱；心有所憎，不用深憎，这都会损耗修为与心神。亦不用深赞，亦不用深毁，常须运心于物平等。如觉偏颇，寻改正之。"他在这里告诫人们，不要极度地放纵情感，"深爱"或"深憎"都会伤害人的性情。稍觉心理上出现偏差，立即作心理调整，常保持一个平和的心态，才能保证健康。在道德养生上，孙思邈认为"最不得浮思妄念，心想欲事，恶邪大起"，提出："既屏外缘，会须守五神、从四正。"可按照介绍的黄帝内视法和迎气内观法进行养生锻炼。

孙氏主张情志调节与道德修养相结合。做了大功德之事，不要自我骄矜夸耀。好的药不要离手，善的语言不要离口，不经意的事不要多用心想，保持一颗平静的心表达诚意，用恭顺尊敬的态度面对事物。千万不要欺骗善者，以取悦于他人，一生行善，仍会被一些得不到好处的人所仇怨，不要憎恨他们，对待他人守节尽礼，当有人认为是谄谀的时候，应当以道平复自己的内心。

【养生应用】

世界卫生组织在全球的最新调查显示：21世纪人类面临的最大威胁是精神疾病。美国一位科学家曾经对患高血压、心脏病、癌症三种疾病的人进行调查，在易急躁、易激动或喜怒哀乐无常的人当中，发病率为77.3%，而在谨慎、稳定的人和聪明、活泼、愉快、乐观的人当中，发病率仅为25% ~ 26%。正如巴甫洛夫所说，一切顽固沉重的忧愁和焦虑，足以给各种疾病大开方便之门。

对此，孙思邈主张情志调节与道德修养相结合，提出心存善念，吝神节制而不要极度地放纵情感，否则损耗修为与心神。他告诫人们，常保持一个平和的心态和平衡的心理状态，是人类健康长寿的关键因素，常怀揣济世救人之心，保持乐观情绪，获得精神上的满足和愉悦，益于长寿。

【原文】

道之所在，其德不孤。勿言行善不得善报，以自怨仇。居处勿令心有不足，若有不足，则自抑[1]之。勿令得起，人知止足[2]。天遗其禄，所至之处，勿得多求，多求则心自疲而志苦，若夫人之所以多病，当由不能养性。平康之日，谓言常然，纵情恣欲[3]，心所欲得，则便为之，不拘禁忌，欺罔幽明[4]，无所不作，自言适性，不知过后一一皆为病本。

及两手摸空，白汗流出[5]，口唱皇天，无所逮及，皆以生平粗心不能自察，一至于此。但能少时内省身心，则自知见行之中皆长诸疴，将知四百四病，身手自造，本非由天。及一朝病发，和缓[6]不救，方更诽谤[7]医药无效，神仙无灵。故有智之人，爱惜性命者，当自思念，深生耻愧⁽⁸⁾，诫勒⁽⁹⁾身心，常修善事也。

【词解】

（1）抑：抑制。

（2）止足：知足。

（3）纵情恣欲：指不能自我约束。

（4）幽明：人与鬼神。

（5）两手摸空，白汗流出：皆重病的样子。"两手摸空"为神志不清之态，也作"两手掇空"；"白汗"乃气脱证之大汗。

（6）和缓：指春秋时代秦国名医医和、医缓。

（7）诽谤：说人坏话，诋毁和破坏他人名誉。

（8）耻愧：羞愧。

（9）诫勒：告诫约束。亦作"诫勒"。

【解析】

本节作者认为养性，勿多求，纵情恣欲为病本，主张内省身心，常修善事。

孙思邈认为养性需要道与德并存，人之所以多生疾病，大多是因为不能养性所致。健康的时候，就恣意妄为，不知趋避，不但欺骗人，连鬼神都骗，真是什么都干，还说正合我的性情，却不知道做过的一切都是疾病的源泉。及至病情危重，神昏失去控制，两手摸空，冷汗淋漓不止，口中呼叫皇天保佑，而为时已晚。对此孙思邈认为如能用少许时间，自我反省，就会发现自己的这种做法有一批相似者，他们也和自己患相似的病。当前社会上的很多病都是人们亲自造成的恶果，不是上天降给人们的灾难。一旦疾病暴发，就是名医妙手也无法救治。于此时刻，他不仅不责怪自己平时不慎，而且恶言诽谤医药无效，医生无能。所以，具有聪明才智的人，真正爱惜生命的人，应当时常思考，深深地感到耻辱与惭愧，告诫自己应回心转意，多做善事，或可有一线生机。

【养生应用】

养生须"量力而行"，要懂得适度。"平康之日，谓言常然，纵情恣欲，心所欲得，则便为之，不拘禁忌，欺罔幽明，无所不作，自言适性，不知过后一一皆为病本。"例如运动的目的本在强身健体，宜根据个人体质强弱，选择适当的锻炼强度，切不可因追求量的多少而损害身体，另外，现代人作息规律不能顺应正常的生物钟，黑白颠倒，已然打乱了人体内经气的运行，损害了健康。

善于内省的人能够自我觉察到身体中的疾病往往是由自身行为所导致的，而不是无缘无故地出现，因此应当心怀惭愧，积极行善。清代高道郑昌时曾以自己的体验对"无我"和"有我"两种不同状态做了对比，"试于一日之间验之：无我之时，胸中昭旷，如清风明月；有我之时，血气奔驰，五脏皆扰"。其实，这样的体验稍加留心，每个人都会感觉到。

孙思邈认为，疾病与人体生理、病理和行事用心的善恶有必然的联系。行善事，戒勒身心，勿生恶念，就不易生病；做坏事，生恶念，就会自造疾病。"四百四病"的说法源自佛教，佛教自古印度传来，认为人由"地、火、水、风"四大组成，每一组成都能生一百零一种病。所以人一共能生四百零四种病。可以看出，孙思邈在自己的著作中引用了佛教的内容，用以说明修心行事和健康之间的关系。我们在学习孙思邈养生经验的同时，还可以看出他广征博引、不限门户的大家风范。

"以德养生"的理念强调通过道德修养实现身心健康的目标。目前，一些国外的研究成果引起了我们的重视。例如，研究表明，无论是物质上的还是精神上的支持，都能有助于延长寿命和降低死亡率。

【原文】

至于居处，不得绮靡[1]华丽，令人贪婪无厌，乃患害之源。但令雅素净洁，无风雨暑湿为佳。衣服器械，勿用珍玉金宝，增长过失，使人烦恼根深。厨膳勿使脯肉丰盈，常令俭约为佳。然后行作鹅王步[2]，语作含钟声，眠作狮子卧（右胁着地，坐脚也），每日自咏歌云，美食须熟嚼，生食不粗吞，问我居止处，大宅总林村。胎息守五脏，气至骨成仙。又歌曰：日食三个毒[3]，不嚼而自消。锦绣为五脏，身着粪扫袍。

修心既平，又须慎[4]言语。凡言语读诵常想声在气海[5]中（脐下也）。每日初入后，勿言语读诵，宁待平旦也。且起当专言善事，不当先计校[6]钱财。又食上不得语，语而食者，常患胸背痛。亦不用寝卧多言笑，寝不得语言者，言五脏如钟磬[7]，不悬则不可发声。行不得语，若欲语须住[8]乃语，行语则令人失气。冬至日，只可语不可言。自言曰言，答人曰语。言有人来问，不可不答，自不可发言也，仍勿触冷开口大语为佳。

言语既慎，仍节饮食。是以善养性⁽⁹⁾者，先饥而食，先渴而饮。食欲数而少，不欲顿而多，则难消⁽¹⁰⁾也。常欲令如饱中饥，饥中饱耳。盖饱则伤肺，饥则伤气，咸则伤筋，酸则伤骨，故每学淡食，食当熟⁽¹¹⁾嚼，使米脂入腹，勿使酒脂入肠。人之当食，须去烦恼（暴数为烦，侵触为恼）。

如食五味必不得暴嗔⁽¹²⁾，多令人神惊，夜梦飞扬。每食不用重⁽¹³⁾肉，喜生百病，常须少食肉，多食饭及少菹菜，并勿食生菜、生米、小豆、陈臭物。勿饮浊酒⁽¹⁴⁾、食面，使塞气孔⁽¹⁵⁾。勿食生肉伤胃，一切肉惟须煮烂停冷食之，食毕当漱口数过，令人牙齿不败⁽¹⁶⁾口香。热食讫，以冷醋浆漱口者，令人口气常臭，作䘌齿病。又诸热食咸物后，不得饮冷醋浆水，喜失声成尸咽。

凡热食汗出，勿当风，发痓⁽¹⁷⁾头痛，令人目涩多睡。每食讫⁽¹⁸⁾，以手摩面及腹，令津液通流。食毕当行步踌躇，计使中⁽¹⁹⁾数里来，行毕使人以粉摩腹上数百遍，则食易消，大益人，令人能饮食无百病，然后有所修为⁽²⁰⁾为快也。饱食即卧，乃生百病，不消成积聚。饱食仰卧成气痞，作头风。触寒来者，寒未解食热食，成刺风。

人不得夜食，又云夜勿过醉饱食，勿精⁽²¹⁾思。为劳苦事，有损余虚，损人。常须日在巳时⁽²²⁾食讫，则不须饮酒，终身无干呕。勿食父母本命所属⁽²³⁾肉，令人命不长。勿食自己本命所属肉，令人魂魄飞扬。勿食一切脑，大损⁽²⁴⁾人。

茅屋漏水堕⁽²⁵⁾诸脯肉上，食之成瘕结⁽²⁶⁾。凡曝⁽²⁷⁾肉作脯不肯干者。害人。祭神肉无故自动，食之害人。饮食上蜂行住，食之必有毒，害人。腹内有宿病⁽²⁸⁾勿食鲮鲤鱼肉，害人。湿食及酒浆临上看之，不见人物影者，勿食之，成卒注⁽²⁹⁾。若已食腹胀者，急以药下之。

每十日一食葵，葵滑，所以通五脏拥气，又是菜之主，不用合心食之。又饮酒不欲使⁽³⁰⁾多，多则速吐之为佳，勿令至醉，即终身百病不除。久饮酒者，腐烂肠胃，渍髓蒸筋，伤神损寿。

醉不可以当风向阳。令人发狂，又不可当风卧，不可令人扇⁽³¹⁾之，皆即得病也。醉不可露卧及卧黍穰中，发癞疮⁽³²⁾。醉不可强食，或发痈疽，或发喑，或生疮。醉饱不可以走车马及跳踯。醉不可以接房，醉饱交接，小者面䵟⁽³³⁾咳嗽，大者伤绝脏脉损命。

【词解】

（1）绮靡：侈丽，浮华。

（2）行作鹅王步：指步态从容稳健。山田业广引况斋先生曰："《法苑珠林·占相部·现在》引《胜天王经佛自说》云'八十种好者'云云，'二十九，行步如鹅王'。"

（3）毒：疑为"枣"之误。

（4）慎：小心，谨慎。

（5）气海：在下腹部。前正中线上，当脐中下 1.5 寸。

（6）计校：同"计较"。

（7）磬：古代打击乐器，形状像曲尺，用玉、石制成，可悬挂。

（8）住：停下脚步。

（9）养性：使心智本性不受损害。

（10）消：消化。

（11）熟：仔细地。

（12）嗔：怒，生气。

（13）重：注重。

（14）浊酒：呈浑浊状的酒。

（15）气孔：肛门。

（16）败：毁坏。

（17）痉：肌肉收缩、手脚抽搐的现象。

（18）讫：完结，终了。

（19）中：音 zhōng，足，满。

（20）修为：修行。

（21）精：过度地。

（22）巳时：指上午 9 时至上午 11 时。

（23）属：十二生肖。

（24）损：损害，损坏。

（25）堕：落在。

（26）癥结：肚子里结块的病症。

（27）曝：通"暴"，用太阳晒。

（28）宿病：旧病。

（29）卒注：突然患病。卒，突然；注，同"驻"，不动，患病之意。

（30）使：饮用。

（31）扇：摇动生风取凉的用具，这是指摇扇。

（32）癞疮：指恶疮、顽癣。

（33）黚：黑色。

【解析】

本节作者对居住、言语、饮食做了规定，从人的言行规范的角度研究养性问题，这既是对养生方法论的贡献，也是对养生原则的贡献。

作者在本节提出了养生者居处的建筑、装修及布置的原则：雅素净洁，无风雨暑湿为佳。实践证明，在居室的装修上搞得过于华丽，对于养性并无好处。追求用器械的原则是"勿用珍玉金宝"。否则，不但大费钱财，而且，一旦损坏，"使人烦恼根深"。养生者使用的厨膳应以"俭约"为原则，多素食，重节俭，简单洁净。

孙思邈认为，养性者在言语上的原则是"慎"，并具体指出了在"慎言语"方面应该做到的。孙氏在此强调饮食、睡眠、走路时等多种情况下不要多说话，这对维护口腔卫生，防止咳呛及防止因谈话兴奋而失眠等，确有好处，值得养生者重视。

孙思邈提出言语既要慎重，又要注意节制饮食。因此善于养生的人，不宜过饥过饱，要少吃肉类，节制饮酒，少吃咸盐，多食淡味，不要吃蜂蝇叮爬过的食物；吃饭要细嚼慢咽，进食时不要恼怒和思考问题，饭后要坚持漱口和摩腹散步等，对养生保健确有十分重要的意义。但文中所说"勿食父母本命所属肉"和"勿食自己本命所属肉"等，则是毫无科学依据的，殊不足信。

【养生应用】

孙氏认为居处佳境，雅素净洁和起居的规律有常是保障人身心愉悦、健康长寿的要素之一。要善于营造良好的居处环境。凡事应适可而止，量力而行，不可过度。至于生活所需的物质，如衣服布料的粗细都无关紧要，只要保持干净，能够抵御寒暑即可。谈及如何选择养生居所的时候，孙思邈明确说地方不宜大广，否则便成了烦扰人心的"产业"，有违清修之理。

　　言语是人类交流思想的工具，是构成一个人日常生活的不可缺少的重要部分，也是人运用最多最广的生理功能之一。因此，孙思邈把养生贯彻到言语方面是深有道理的。所谓养生须"从四正"，四正者，言行坐立，言为四正之首。俗话说，言为心声，言语是思想的表白，心正才能言正。所以孙思邈强调"言最不得浮思妄想"。要像孔子说的那样"思无邪"，只有心无邪念，言语才能得其"正"。言语是一个人思想境界的剖露，慎言语就要从端正心念做起。孙氏要求人们"莫多言""多言则气乏"，宜"少语"，少语则气得以充养，不致无谓地耗散。再者，要注意不得边行路，边言语，否则"令人失气"，欲言语时，先停下脚步，然后开口说话。这里的道理也很简单，因为人的言和行都是以气为动力的，既言且行，就会加重气的消耗，不利养生，况且在快步行进中高声说话，还会给外邪以可乘之机。孙思邈这种慎言语的观点和方法是把养生贯彻到日常生活中的细微方面，对于今天卫生保健很有指导意义。

　　凡言语发声于喉间，而根源于气海。根据这个理论，孙思邈提出了一种言语养气方法，即"凡言语读诵，宜常想声在气海中"。气海在人脐下，道家名曰丹田，是元气会聚之处。言语本能伤气，若能于言语时，着意于气海，想象声音自气海中发出，则能起到意守丹田的作用，无异于把言谈诵读变成一种气功锻炼，是一种养生方法。孙思邈的"慎言语"内容全面，例如，进食时不可言语，寝卧后不可言谈笑语，冬季尤须慎言语，不可"触冷而开口大语"，融养生于日常言行之中。

　　对于饮食，孙思邈一贯主张节俭和节制，反对贪图厚味，认为摄取的食物过多，过于肥腻厚味非但无益于身体，反而会成为致病之因。他在《备急千金要方》中说穰年多病，饥年少疾，信哉不虚。他说："食啖鲑肴，务令简少，鱼肉果实，取益人者而食之，凡常饮食，每令节俭，若贪味多餐，临盘大饱，食讫，觉腹中彭亨短气，或致暴疾，仍为霍乱。"现代临床研究表明，过食肥腻厚味是国民肥胖病、心脑血管病、糖尿病和肿瘤的发病率居高不下的重要原因。

　　对于饮食养生，孙思邈提出了很多具体的保健方法，他主张少食多餐，定时定量，尤其强调晚餐量宜少。《备急千金要方》记载"一日之忌，暮无饱食""夜饱损一日之寿""饮酒不欲使多，多则速吐之为佳，勿令至醉……久饮酒者，腐烂肠胃，溃髓蒸筋，伤神损寿"。明确指出酗酒的危害，以及防止酒精中毒的自我保健措施。在饮食方法上，他强调细嚼慢咽，注意口腔清洁，食后摩腹保健等，"热勿灼唇，冷勿冰齿""夜勿过醉饱""是以善养性者，先饥而食，先渴而饮；食欲数而少，不欲顿而多，则难消也"等，确属饮食养生之纲要。

在食物种类的选择上，孙思邈也有独到的见解。在一般人印象中，多认为食物品种应该尽量多样化，这样才能广泛吸收不同的营养来满足人体所需。但孙思邈则主张"食不欲杂"，即强调食物的种类不要过于庞杂繁多，只要保持日常的饮食就足以保证身心健康。这除有"啬"的理念之外，实际上也有食物宜忌方面的考虑。孙思邈认为注意饮食宜忌十分必要，"不知饮食宜忌者，不足以存生"。食物如果过于繁杂，可能某些不熟悉的食材会存在不为人知的隐患，对人体健康产生负面的影响。

【原文】

凡人饥欲⁽¹⁾坐小便，苦饱则立小便，慎之无病。又忍尿不便，膝冷成痹⁽²⁾，忍大便不出，成气痔⁽³⁾。小便勿努⁽⁴⁾，令两足及膝冷。大便不用⁽⁵⁾呼气及强努，令人腰疼目涩，宜任之佳。

凡遇山水坞⁽⁶⁾中出泉者，不可久居，常食作瘿病⁽⁷⁾。又深阴地冷水不可饮，必作痎疟⁽⁸⁾。饮食以调，时慎脱着⁽⁹⁾。凡人旦起着衣，反者便着之吉。衣光者当户三振之，曰：殃去、吉。湿衣及汗衣，皆不可久着，令人发疮及风瘙⁽¹⁰⁾。大汗能易衣佳，不易者急洗之，令人伤寒霍乱，食不消头痛。脱着既时，须调寝处。

凡人卧，春夏向东，秋冬向西，头勿北卧⁽¹¹⁾，及墙北亦勿安床。凡欲眠，勿歌咏⁽¹²⁾，不祥起。上床坐先脱左足⁽¹³⁾，卧勿当舍脊下。卧讫勿留烛灯，令人魂魄及六神不安⁽¹⁴⁾，多愁怨。人头边勿安火炉，日久引火气，头重⁽¹⁵⁾目赤睛及鼻干。夜卧当耳勿有孔，吹入即耳聋。夏不用露面卧，令人面皮浓，善成癣，或作面风。冬夜勿覆其头⁽¹⁶⁾，得长寿。

凡人眠，勿以脚悬踏高处，久成肾水及损房。足冷人每见十步直强勿顺墙卧，风利吹人发癫⁽¹⁷⁾及体重⁽¹⁸⁾。人汗⁽¹⁹⁾勿跂⁽²⁰⁾床悬脚，久成血痹，两足重，腰疼；又不得昼眠，令人矢气；卧勿大语，损人气力；暮卧常习闭口，口开即失气，且邪恶从口入，久而成消渴及失血色。屈膝侧卧，益人气力。胜正偃卧，按孔子不尸卧⁽²¹⁾，故曰：睡不厌踧⁽²²⁾，觉不厌舒。凡人舒睡，则有鬼痛魇邪⁽²³⁾。

凡眠先卧心⁽²⁴⁾后卧眼⁽²⁵⁾，人卧一夜当作五度，反覆常逐更转。凡人夜魇⁽²⁶⁾，忽燃灯唤之，定死无疑，暗唤⁽²⁷⁾之吉；亦不得近而急唤。夜梦恶不须说，且以水面东方噀⁽²⁸⁾之，咒曰：恶梦著草木，好梦成宝玉。即无咎矣。又梦之善恶并勿说为吉。

衣食寝处皆适⁽²⁹⁾，能顺时气⁽³⁰⁾者，始尽养生之道。故善摄生者，无犯日月之忌⁽³¹⁾，无失岁时之和。须知一日之忌，暮无饱食，一月之忌晦无大醉，一岁之忌暮⁽³²⁾无远行，终身之忌暮⁽³³⁾无燃烛行房，暮常护气也。

凡气冬至起于涌泉⁽³⁴⁾，十一月至膝，十二月至股，正月至腰，名三阳成。二月至膊，三月至项，四月至顶。纯阳用事，阴亦放⁽³⁵⁾此。故四月、十月不得入房，避阴阳纯用事之月也。每冬至日于北壁下浓铺草而卧，云受元气⁽³⁶⁾。每八月一日已后，即微火暖足，勿令下冷无生意，常欲使气在下，不欲泄于上。

春冻未泮⁽³⁷⁾，衣欲下厚上薄，养阳收阴，继世长生。养阴收阳，祸则灭门。故云冬时天地气闭，血气伏藏，人不可作劳出汗，发泄阳气，有损于人也。又云：冬日冻脑，春秋脑足俱冻，此圣人之常法也。春欲晏卧早起，夏及秋欲侵夜⁽³⁸⁾乃卧早起，冬欲早卧而晏起⁽³⁹⁾，皆益人。虽云早起，莫在鸡鸣前，虽然晏起，莫在日出后。

凡冬月忽有大热之时，夏月忽有大凉之时，皆勿受之。人有患天行时气者，皆由犯此也，即须调气息，使寒热平和，即免患也。每当腊日⁽⁴⁰⁾，勿歌舞，犯者必凶。

【词解】

（1）欲：应该。

（2）痹：中医学指由风、寒、湿等引起的肢体疼痛或麻木的病症。

（3）痔：是一种位于肛门部位的常见疾病。

（4）努：用力。

（5）不用：不要。

（6）水坞：水边建筑的停船或修造船只的地方。

（7）瘿病：中医学病证名。以颈前喉结两旁结块肿大为基本临床特征。

（8）痎疟：疟疾的通称。

（9）脱着：脱衣，穿衣。

（10）瘙：瘙痒。

（11）头勿北卧：头不要向北睡觉。

（12）歌咏：唱歌。

（13）先脱左足：先脱左脚的鞋。

（14）安：安置。

（15）头重：头脑昏沉。

（16）覆头：盖着头部。

（17）癫：精神错乱失常。

（18）体重：身体四肢沉重。

（19）汗：此处疑误为"卧"。

（20）跂：音 qǐ。垂足而坐。《广韵·实韵》："跂，垂足坐。"

（21）尸卧：如尸体般地躺卧。

（22）踧：音 cù，通"蹙"，缩拢，此指侧身蜷卧。

（23）凡人舒睡，则有鬼痛魔邪：《医心方》卷二十七第七引作："凡人舒睡则有鬼物魔邪得便，故遂觉时乃可舒耳。"

（24）卧心：静心。

（25）卧眼：闭眼。

（26）夜魇：梦游症。

（27）暗唤：小声呼唤。

（28）噗：含在口中而喷出。

（29）适：适用。

（30）顺时气：顺应自然。

（31）日月之忌：一天一个月的忌讳。

（32）暮：年末。

（33）暮：年老之时。

（34）涌泉：涌泉穴是足少阴肾经的常用腧穴之一，位于足底部。

（35）放：音 fàng，仿效。《广雅·释三》："放，效也。"

（36）元气：构成生命与自然的基本物质观念。

（37）泮：音 pàn，散。《玉篇水部》："泮，散也，破也。"此指冰消融。

（38）侵夜：入夜，夜晚。

（39）晏起：晚起。

（40）腊日：古时腊祭之日。农历十二月初八。

【解析】

本节对二便、穿着和睡眠的养生原则进行了规定。孙氏认为二便需谨慎，可以防止生病；衣服要适时增减，并及时进行洗换，很符合卫生原则。在睡眠方面，提出了头边不安火炉，冬夜不要用被子覆盖头部睡觉，睡卧时当先睡心，后睡眼，春夏头朝东睡，秋冬头朝西睡等，这些都是在养生保健方面富有积极意义的。

孙氏在此指出，人们应当顺从四时阴阳变化的规律来养生，不论起居饮食，劳动或运动，乃至房室生活，都不能违背这一点。其中所提"暮无饱食"，对防止急性胰腺炎等疾病的发生有重要意义。孙氏又明确提出"冻脑"和"暖足"的养生原则，认为头部经常保持寒凉，足部经常保持温暖，冬季尤其要注意下肢的保温，这样可以有效地预防风寒感冒等各种疾病。

【养生应用】

养生家曹慈山在论述排便时说："养生之过，惟贵自然。"要做到有便不强忍，大便不强挣。"强忍"和"强挣"都易损伤人体正气，引起痔疮等病。《摄生要录》指出"忍尿不成，成五淋""忍大便成五痔"，这就说明古人已经认识到小便不可憋，大便不可忍，否则于健康有害。另外，古人认为，在大小便时闭口固齿，并且持之以恒，能固人肾气，牙齿不会疼痛松动。从现代医学的观点看，忍便不解则使粪便部分毒素被肠组织黏膜吸收，危害机体。排便时，强挣努喷，会过度增高腹内压，导致血压上升，特别对高血压、动脉硬化者不利，容易诱发中风。另外，由于腹内压增高，痔静脉充血，还容易引起痔疮、肛瘘等病。所以，年老者尤当注意。

人体是一个生物磁场，与地球磁场相适应，而睡卧的方向恰恰反映了这个问题，如不注意就会影响睡眠的质量。孙氏提出春夏头朝东睡，反对头朝北睡，确有十分重要的意义。据报道，印度生物学教授苏布拉瓦曾经指出，人在睡觉时最好使头朝东。这是因为在地球上经常产生瞬间的磁场扰乱，会明显地改变人脑电流的正常行为，如果头朝北睡，那么影响将会严重，甚至影响到人体内部的生化流动物质。他还指出，地球磁场的轻微搏动会抑制脑部电流活动，使人头昏目眩，情绪激动，而当人们头东脚西睡觉时，则头脑会有冷静的感觉。另外，由于时代文明局限性，文中也夹杂了一些咒语和禁忌，我们应辩证对待。

遵从四时的阴阳变化规律养生，为历代养生家所重视，在此肴言。

二、学习与巩固

【习题】

1. 试述孙思邈的"养性之道"。

2. 试述孙思邈如何"情志养生"。

3. 试述如何才能"思无邪"。

4. 试述孙思邈的养生方法——"慎言语"。

5. 试述孙思邈如何顺从四时阴阳变化的规律来养生。

【参考文献】

1. 庞保珍. 放松心情之道［M］. 北京：中医古籍出版社，2012.

2. 詹石窗. 百年道学精华集成［M］. 上海：上海科学技术文献出版社，2018.

3. 曹利东，陈建生，张树藩. 中华男士养生九法［M］. 北京：中国医药科技出版社，2013.

4. 张勇. 现代导医保健手册［M］. 北京：北京图书馆出版社，2000.

5. 林燕，陈子杰. 备急千金要方［M］. 北京：中国医药科技出版社，2017.

6. 陈捷，杨晨光. 肿瘤中医治疗经验集萃［M］. 西安：陕西科学技术出版社，2016.

7. 宋书功. 古今名人长寿要妙［M］. 天津：天津科学技术出版社，1991.

8. 王强虎. 分享百岁药王的长寿经验［M］. 北京：人民军医出版社，2012.

9. 刘占文. 中医养生学［M］. 北京：中国中医药出版社，2012.

10. 翁维健. 长寿之路：献给长寿工程健康系列丛书［M］. 北京：中国轻工业出版社，2017.

11. 苏华仁. 药王孙思邈道医养生［M］. 太原：山西科学技术出版社，2009.

12. 施俊. 中国传统养生学［M］. 武汉：湖北科学技术出版社，2008.

13. 唐译. 图解易经养生：全方位图解白话版［M］. 北京：中医古籍出版社，2011.

14. 周一谋. 寿星孙思邈摄生精要［M］. 福州：福建科学技术出版社，1994.

15. 丁辉，侯冠辉，张琳叶.《千金方》成书的时代背景［J］. 陕西中医药大学学报，2018，41（2）：1-4.

16.高日阳. 浅析《千金方》养生保健观［J］. 河南中医，2004，24（6）：19-20.

17.赵鲲鹏，刘占文. 孙思邈养生思想及方法浅析［C］//中华中医药学会. 中华中医药学会养生康复分会第十二次学术年会暨服务老年产业研讨会论文集. 中华中医药学会养生康复分会；甘肃中医学院；北京中医药大学东方学院，2014：7.

18.辛宝. 孙思邈"啬神"养生思想探析［J］. 中国中医基础医学杂志，2012，18（7）：711-712.

第十二章 《天隐子》养生经典节选 ▷▷▷▷

　　本篇选自养生专著《天隐子》（商务印书馆1937年版），由唐代司马承祯著。司马承祯（647—735年），字子微，法号道隐，河内温（今属河南省）人，为我国唐代著名的道教学者。该书内容依次为《神仙》《易简》《渐门》《斋戒》《安处》《存想》《坐忘》《神解》，具体阐述了道家养生术的过程和方法，强调个人修养，提倡以内修为主，通过顺应自然规律，达到身心的平衡与和谐，从而得到长寿健康的效果。

　　《天隐子·安处篇》讲述了身体健康与居住环境的关系，强调了合适的居住环境对身心健康的重要性，找到合适的安处在健康修养和培养内心平和方面具有极大的重要性。

一、《天隐子·安处》解读

【原文】

　　何谓安处[1]？曰：非华堂邃宇[2]、重裀[3]广榻之谓也。在乎南向而坐，东首而寝，阴阳适中，明暗相半。屋无高，高则阳盛而明多。屋无卑[4]，卑则阴盛而暗多。故明多则伤魄[5]，暗多则伤魂[6]，人之魂阳而魄阴，苟伤明暗[7]，则疾病生焉。此所谓居处之室，尚使之然。况天地之气，有亢阳[8]之攻肌，淫阴[9]之侵体，岂不防慎哉。修养之渐，倘不法此，非安处之道。术曰：吾所居室，四边皆窗户，遇风即阖[10]，风息即开。吾所居座，前帘后屏，太明则下帘以和其内映，太暗则卷帘以通其外曜[11]。内以安心，外以安目，心目皆安矣。明暗尚然，况大多事虑、大多情欲，岂能安其内外哉。故学道以安处为次。

【词解】

　　（1）安处：安定舒适的居处。

（2）华堂邃宇：华丽的厅堂和深广的屋宇。

（3）重裀（yīn）：裀，褥子，床垫。又作"茵"。重裀，意为床褥铺设多层，又作"累裀"。旧时以席的多少区别尊卑。

（4）卑：低下。

（5）魄：中医术语。属精神活动中有关本能的感觉和支配动作的功能，为五脏精气所化生，为肺所藏。

（6）魂：中医术语。指精神或情绪，为肝所藏。

（7）苟伤明暗：如果阴阳失调，伤及了明暗。

（8）亢阳：亢热的阳气。

（9）淫阴：湿寒阴冷的阴气。

（10）阖：关闭。

（11）太明则下帘以和其内叹，太暗则卷帘以通其外曜：太明亮了将帘子放下以调和屋内的光线，太暗则将帘子卷起来以便外面的光线进入。

【解析】

本篇重点论述了住处对人之身心的重要影响。具体而言，"安处"之道乃养生之关键。本篇便为我们揭示了这一养生秘诀："非华堂邃宇、重裀广榻之谓也。在乎南向而坐，东首而寝；阴阳适中，明暗相半。"这句话深刻指出，安处并非追求华丽的殿堂、深阔的房屋，或是厚软的褥垫、宽大的床榻，而是在于居住环境的调和与适宜。面向南方而坐，头朝东面而卧，使屋中阴阳平衡，明暗适度，这有益健康。

那么，如何调节阴阳、明暗，以达到安处之境呢？"屋无高，高则阳盛而明多；屋无卑，卑则阴盛而暗多。故明多则伤魄，暗多则伤魂。人之魂阳而魄阴，苟伤明暗，则疾病生焉。"这告诉我们，房屋的高度需适中，过高则阳盛明多，易伤人之魄；过低则阴盛暗多，易伤人之魂。人的魂属阳，魄属阴，明暗失衡会引发疾病，因此调节阴阳、明暗利于养生。

居室设计上，本篇指出："四边皆窗户，遇风即阖，风息即开。吾所居座，前帘后屏，太明则下帘以和其内叹；太暗则卷帘以通其外曜。内以安心，外以安目。心目皆安，则心安矣。"通过窗户的启闭和帘屏的调整，使居室内外明暗相宜，既安心又安目，从而达到身心的和谐。这种对居住环境的精心调节，体现了司马承祯对"安处"之道的深刻理解和实践。

"安处"之道乃养生之要，它并非仅仅指奢华的居所或繁复的陈设，而是强调居住环境的阴阳平衡与明暗适中，以及身心内外的全面和谐。故学道之人，以"安处"为次，实则是以身心之安为基，进而追求更高层次的修养与境界。

【养生应用】

科学研究表明，人体生理存在着视觉与非视觉两条通道：视觉通道借助视网膜上的视觉感受细胞，将外界的视觉信号转化为生物信号，并传递至后脑视觉中枢，从而产生视觉感知，满足人体的视觉需求；而非视觉通道则通过非视网膜上的非视觉感受细胞，捕捉光环境的明暗周期信号，将其转化为生物信号，并经由视交叉上核（SCN）传递至松果体，引导人体生理系统与外界光环境周期保持同步。

由此可见，自然光在调节人体生理节奏、维护身体健康方面所起的作用，是人工照明所无法替代的。有研究人员发现，在高纬度地区，提高居住环境的采光度有助于改善人们的情绪，缓解忧郁症状。此外，太阳光中的紫外线具有良好的杀菌作用，许多微生物在阳光的照射下易于死亡，这种天然的"消毒剂"值得我们充分利用。

《天隐子·安处》从居住环境的角度出发，阐述了养生之道，特别强调了房屋的朝向、光线，以及房屋高低的均衡对身心健康的重要影响。这些观点对现代养生仍具有深刻的启示意义。在选房时，应优先考虑南北通透的房型，这样的房子有利于光照和通风，为居住者提供一个舒适的生活环境。

同时，我们还需要注意屋内光线的明暗平衡，以及房屋高低的均衡。如果屋内光线过强或过弱，可以通过窗帘、百叶窗等调节；如果房屋高低不均，则可以通过家具的设置来进行调整，比如摆放适当的绿植，既美化环境又能调节光线。保持充足的自然光线是至关重要的，它不仅可以减轻我们的压力和疲惫感，还有助于抵抗季节性抑郁症。因此，在家中我们应尽量选择光线充足的房间，可以开窗采光透气，或者使用环保节能灯来补充光线。

除此之外，保持内心的安静与平衡也是养生的关键。生活中充满了繁杂的事务和纷扰的情欲，这些都需要我们去妥善处理和克制，以求得内外的全面安宁。追求身心的全面和谐与健康，应从居住环境的调和开始，进而延伸到对生活中各种事务和情欲的处理上。养生不仅关乎身体，更关乎心灵，只有内外皆安，才是真正的养生之道。

二、学习与巩固

【习题】

1. 请总结"安处"的含义。

2. 怎样防范"亢阳"和"淫阴"侵袭机体?

3. 试述"安处"对现代房屋的建造有何指导意义?

【参考文献】

1. 李经纬等. 中医大词典［M］. 2 版. 北京：人民卫生出版社，2004.

2. 吴受琚辑释，俞震等校补. 司马承祯集［M］. 北京：社会科学文献出版社，2013-05.

3. 黄剑君. 天隐子养生术［J］. 中国气功科学，2000（08）：42.

第十三章 《东坡先生全集》养生经典节选 ▷▷▷▷

　　《上神宗皇帝书》选自《东坡先生全集》的卷二十五"奏议"部分（中华书局2021年版），是北宋文学家苏轼于熙宁四年（1071年）二月写给宋神宗的奏疏。苏轼（1036—1101年），北宋文学家、书画家，字子瞻，号东坡居士，眉州眉山（今四川省眉山）人，嘉祐进士。苏轼不仅在文学上成就斐然，还在中医养生方面有着深厚的造诣。例如他提出了著名的"四味长寿药"，即"无事以当贵，早寝以当富，安步以当车，晚食以当肉"。这四味药分别强调了心灵宁静、良好睡眠、适度步行和饮食节制的重要性。他还强调回归自然与平衡，主张"以简驭繁"，认为真正的养生是让生活方式与自然和谐统一，避免过度追求物质和名利。

　　《上神宗皇帝书》中的养生思想强调国家长治久安不在于表面的强弱或富贫，而在于风俗和道德的厚薄。苏轼以人的寿命比喻国家的存亡，指出国家的"元气"在于风俗，就像人的寿命在于元气一样。他提倡君主应重视风俗的淳厚，而不是急功近利追求富强。他比喻说，善于养生的人注重日常调养为主，不得已选择良药以保健康；而不善养生的人则滥用药物，损害元气，最终导致身体垮掉。同样，国家治理也应注重道德和风俗的培养，避免急功近利，否则即使国家强大，也会因根基不稳而迅速崩溃。

一、《上神宗皇帝书》解读

【原文】

　　夫国之长短，如人之寿夭[1]，人之寿夭在元气，国之长短在风俗。世有羸而寿考[2]，亦有盛壮而暴亡。若元气尤存，则羸而无害。及其已耗，则壮而愈危。是以善养生者，慎起居，节饮食，导引关节，吐故纳新[3]。不得已而用药，则择其品之上，性之良，可以久服而无害者，则五脏和平而寿命长。不善养生者，薄节慎之功，迟吐纳之效，厌上药而用下品，伐真气而助强阳⁽⁴⁾，根本已危，僵仆⁽⁵⁾无日。天下之势，与此无殊。故臣愿陛下爱惜风俗，如护元气。

【词解】

（1）寿夭：长寿与短命。

（2）羸而寿考：瘦弱但是长寿。

（3）吐故纳新：呼出浊气，吸入新鲜空气。

（4）强阳：刚暴之气。

（5）僵仆：僵硬倒下。

【解析】

本节运用比喻手法，将国家与人的寿命进行了对比。它告诉我们，一个国家的存亡，如同人的生命一样，与其民风、文化、伦理道德等紧密相关，这些因素深刻影响着一个国家的长久发展。

苏轼在这段文字中特别强调了"元气"和"风俗"的重要性。元气代表的是人体生命力的源泉，因为保持良好的生活习惯、饮食结构及锻炼等做法，可以使元气得到更好地保护，从而达到延年益寿的目的。风俗则代表的是国家文化的传承和发展，保持良好的文化伦理风俗可以帮助一个国家发展壮大，反之则会导致衰落甚至亡国。

因此，对于个人而言，我们要注重保护身体的元气，遵循健康的生活方式，注意饮食均衡、适度运动等，保证元气旺盛，身体健康。若需服药，应选择品质上乘、药性温和的药物，这样可以长期服用而无害，使五脏和谐从而延长寿命。对于国家而言，则需要注重文化和道德建设，加强文化教育，传承历史文化传统，重视家庭伦理和社会道德，从而提高整个社会的健康风气和道德素质，使国家根基稳固，得以长治久安。

【养生应用】

随着我国社会经济的蓬勃发展，人们的生活水平不断提升，但与此同时，体力劳动的减少，以及快节奏、少运动、高压力的工作与生活方式，使得亚健康状态的人群日益庞大。

深谙养生之道的人，尤为注重日常生活中的起居。他们遵循规律睡眠，适量运动，擅长调节呼吸，通过养生之术增进健康。

现代生活中，久坐造成的健康问题日渐增多，如果每隔40分钟保持适度的运动量和强度，这样对于我们的身体健康有很好的保障作用。

在饮食方面，要尽量避免过度摄入添加剂等有害物质，并尽量减少高脂肪、高糖分食物的摄入，多食用蔬果、粗粮等营养丰富的食品，合理搭配膳食，做到均衡营养，从而更好地满足身体的需求。

此外，心态平和与健康密切相关，我们应该注重情绪的调节，保持良好心态，远离负面情绪及压力。总之，我们现代人应该注重平衡饮食和锻炼，同时保持良好的生活和心理习惯，提升自己的自愈能力和抵抗力。

二、学习与巩固

【习题】

1. 国之运势和人之健康有何关系？

2. 文章中哪些养生之道值得我们学习？

【参考文献】

1. 郑洪，舒海涛.《东坡养生集》白话解［M］.北京：人民卫生出版社，2022.

2. ［明］王如锡辑，钱超尘.东坡养生集.［M］.北京：中华书局，2011.

3. 喻麟淇，薄彤.《东坡养生集》养生思想来源探究［J］.吉林中医药，2018（03）：356–359.

4. 张立平.《东坡养生集》养生学术思想探析［J］.中华中医药杂志，2012，27（04）：1073–1075.

第十四章 《饮膳正要》养生经典节选 ▷▷▷▷

本文选自《中国古代名著全本译注丛书·饮膳正要译注》（上海古籍出版社 2017 年版）第一卷中的"养生避忌"篇。《饮膳正要》的作者忽思慧，一名和斯辉，为元代医学家。其具体生卒年及生平事迹史籍无载，仅可据本书推知其于元仁宗延祐年间（1314—1320 年）被选任为饮膳太医，并于天历三年（1330 年）向元文宗进献《饮膳正要》一书。

《饮膳正要》是我国现存的第一部较为系统的营养学专著，全书共分 3 卷，内容包括论、方和食物本草 3 部分。论，阐述各种养生禁忌，尤重于食忌；方，即食疗方，共 237 首，乃全书之精华；食物本草，选"无毒、无相反、可久食、补益药味"及饮食之物共 232 种，述其性味、功能、主治等，并配以图，有一定实用价值。该书是在继承古代医药学成就和广泛搜集各民族食疗方法的基础上，结合个人多年的饮膳太医经验撰写而成。全书图文并茂，内容丰富，具有鲜明的民族特色，不仅可以反映元代宫廷饮膳之况，且对于研究元代医药、营养卫生、烹饪等历史文化均具有重要的参考价值，在我国养生史上占有重要地位。

本章节选取的"养生避忌"篇，为作者集古人对养生禁忌之论，文字虽不多，但涉及日常生活中养生的方方面面，如禁忌总原则、饮食习惯之忌、顺时养生之忌、生活起居之忌、环境居处之忌、情志调摄之忌等。行文多为短句，内容贴近生活，易记易守，又细至毫末，其中大部分禁忌至今仍为中医养生学的重要原则，且具有很强的现实意义。

一、《饮膳正要·养生避忌》解读

【原文】

夫上古之人，其知道者，法于阴阳，和于术数，食饮有节，起居有常，不妄作劳，故能而寿⁽¹⁾。今时之人不然也，起居无常，饮食不知忌避，亦不慎节，多嗜欲，厚滋味，不能守中，不知持满，故半百衰者多矣。夫安乐之道，在乎保养⁽²⁾，保养之道，莫若守中⁽³⁾，守中则无过与不及之病。春秋冬夏，四时阴阳，生病起于过与，盖不适其性而强⁽⁴⁾。故养生者，既无过耗之弊，又能保守真元⁽⁵⁾，何患乎外邪所中也。故善服药者，不若善保养，不善保养，不若善服药。世有不善保养，又不能善服药，仓卒病生，而归咎于神天乎⁽⁶⁾！善摄生者，薄滋味，省思虑，节嗜欲，戒喜怒，惜元气，简言语，轻得失，破忧阻，除妄想，远好恶，收视听，勤内固⁽⁷⁾，不劳神，不劳形，神形既安，病患何由而致也⁽⁸⁾。故善养性者，先饥而食，食勿令饱，先渴而饮，饮勿令过。食欲数而少，不欲顿而多。盖饱中饥，饥中饱，饱则伤肺，饥则伤气。若食饱，不得便卧，即生百病⁽⁹⁾。

【词解】

（1）能而寿：指善于养生而得长寿。"能"，会、善于之意，此处指善于养生。

（2）夫安乐之道，在乎保养：保持（形体）安康，（精神）快乐的方法，就在于保养。

（3）守中：指守持中平、中庸之道。从上下文来看，这里的"中"指中庸、中平，无太过与不及之意。

（4）不适其性而强：不能顺应人体因季节转换而产生的变化，勉强为之。此处疑脱文，宋代寇宗奭《本草衍义·序》中云："盖不适其性，而强去为逐，强处即病生。"

（5）真元：指肾所藏之元气。肾中所藏精气为人生长发育之根本，是养生时应重点保养的生命物质。

（6）而归咎于神天乎：怎么能把原因归于天神、天命呢？查其原文，从"保养之道，莫若守中"直至"归咎于神天乎"的大段文字，除"不适其性而强"略有出入外，其余文字为宋代寇宗奭《本草衍义·序例上》中原段落，其养生道理深刻，故忽思慧摘用至此。

（7）勤内固：勤于保养体内元气。考《医说·卷九养生修养调摄·善摄养》中作"勤内顾"，从本句前文"破忧阻，除妄想，远好恶，收视听"均言精神情志方面的养生禁忌之事来看，此处似以"勤内顾"为佳，即指勤于内省，自查精神情志方面是否有违背养生禁忌之事。

（8）善摄生者……病患何由而致也：本段文字在南宋张杲所著《医说》中载有基本相同的内容，《医说·卷九养生修养调摄·善摄养》中载："薄滋味，省思虑，节嗜欲，戒喜怒，惜元气，简言语，轻得失，破忧沮，除妄想，远好恶，收视听，勤内顾。"《医说·卷九养生修养调摄·善摄生》中载："善摄生者，不劳神，不苦形，神形既安，祸患何由而致也。"可见本段文字是忽思慧将两段杂糅而成。

（9）故善养性者，先饥而食……不得便卧，即生百病：本句与唐代孙思邈《备急千金要方·养性·道林养性》中文字相似，其曰："是以善养性者，先饥而食，先渴而饮。食欲数而少，不欲顿而多，则难消也。当欲令如饱中饥，饥中饱耳。盖饱则伤肺，饥则伤气，咸则伤筋，酸则伤骨，……饱食即卧，乃生百病，不消成积聚。"而原文中之"先饥而食，食勿令饱，先渴而饮，饮勿令过"又与东晋葛洪《抱朴子·内篇·极言》中之"不欲极饥而食，食不过饱；不欲极渴而饮，饮不过多"文意与结构相似。全句指饮食饥饱相关的养生禁忌。

【解析】

作者首先引"医家之宗、奉生之始"的《黄帝内经》之《素问·上古天真论》原文，以"上古之人"养生有道"能而寿"，与作者根据《黄帝内经》文意所改的"今时之人"不明养生而"半百而衰"相比较，指出"不知忌避，亦不慎节"所带来的危害，从而强调了养生避忌的重要性。

随后以"夫安乐之道，在乎保养"为顺承，引出寇宗奭之言，指出人应当主动养生，从而保持安康快乐，形神健康。而养生的总原则在于"守中"，也就是守持中道而行，不触犯"太过"与"不及"的"过与"禁忌。善养生者，外不额外损耗正气，内能保持精气的充足旺盛，就不会招致邪气侵袭。故而有病能服药而愈，不如养生有道而不受病痛之苦，强调"养在治先"的养生根本道理。

再引《医说》之语，以三字成文，从形神内外两端，提出"守中"原则指导下的精要方法，涵盖口味、思虑、欲望、喜怒、保气、言语、得失、忧愁、妄想、好恶、视听、内省等，最终达到"形神既安"的养生目的。其文虽简而蕴意深，其内容不仅承自张杲的养生经验，实则远与葛洪、孙思邈等养生前贤的思想一脉相承。

最后，作者以孙思邈之语作结，将养生落脚在饮食之上，既合孙思邈"安身之本，必资于食"之意，亦合于《吕氏春秋》之"凡食之道，无饥无饱，是之谓五脏之葆"及《史记》之"民以食为天"的传统文化认识。本段之指导原则仍为"守中"，是该养生原则在饮食饥饱方面的运用，总不脱饥饱适宜，无犯过饥过饱。

【养生应用】

本节是"养生避忌"篇章的总起之段，因而是全篇的总纲，忽思慧推崇"守中"的养生总原则，并从理论实践两端进行了简要引述和论证，也奠定了全文的基调。

全文开始于古今之人的对比，与《黄帝内经·上古天真论》行文方式一致，既有尊古以示学有所本之意，又以对比方式而示其重要性，令人加深印象。就古人而言，引述之语与《黄帝内经》原文完全一致，即"法于阴阳，和于术数，食饮有节，起居有常，不妄作劳"，原因在于此五条为《黄帝内经》养生著名的"五大原则"，对后世养生发挥着极为重要的指导作用。对于"今时之人"，作者按照《黄帝内经》原文之意做了修改，"起居无常，饮食不知忌避，亦不慎节，多嗜欲，厚滋味"，说明那个时代之人，起居没有常规，饮食没有避讳禁忌，也没有节制，嗜好欲望太多，口味浓厚，触犯了"守中"禁忌，不懂得"持满"的道理，从而伤生损命，只能"半百而衰"。纵观《黄帝内经》时代的"今时之人"与作者所处时代的"今时之人"，对比现代的"今时之人"，虽远迈千古，然而损伤生命之行总有相似之处，值得我们警醒。明代大医学家张介宾提出"知命者其谨于微而已矣"，又说"履霜坚冰至，贵在谨乎微，此诚医学之纲领，生命之枢机也"。"谨于微"的养生道理，《黄帝内经》以"持满"论之，指出对待生命如持盈满之器，稍有失衡不稳，精气就会有所泄漏，人之生命即有损伤，故不可不谨慎。

其后的文字为"守中"原则在养生中的主要应用，涉及形神内外、饮食饥饱等方面，同时再次强调该原则的重要性。

需要指出的是，"禁忌"来源于中国传统文化，历史悠久，其应用不仅限于中医养生，对于中医学而言亦具有重要研究价值。中医学对禁忌的论述始于秦汉，《黄帝内经》奠定了中医禁忌的思想基础，确立了中医禁忌的理论体系，为中华民族的繁衍与昌盛作出了卓越的贡献。古人与禁忌相关词语较多，除"禁""忌"外，尚有"慎""戒"等。禁：禁止，制止之义，防患于未然；忌：指自我情感的避戒；慎：是谨慎的意思，程度较轻；戒：有禁止的意思，但带有自觉性。而中医禁忌除包含禁止行为外，尚有医德禁忌、疾病预后不良等，内容较为广泛细致。

在养生禁忌方面，中医养生学认为，养生者除要掌握和施行各种有利于生命健康的方法之外，还应对损害生命健康的因素有所了解并加以避忌，即《吕氏春秋》所谓"毕数之务，在乎去害"。只有从正反、宜忌各方面做好养生，才能全面保证生命健康的高质量延续。其实，对于养生禁忌的了解、警惕和趋避，是中华民族和中国传统文化传承至今的宝贵经验，从《周易》"夕惕若厉无咎"、《吕氏春秋》"去害"、嵇康"悟生理之易失，知一过之害生"、葛洪"不伤"、《饮膳正要》中提及的各种禁忌、避忌等，乃至各种民俗习惯，一脉相承。中医养生学以传统文化为根基，充分汲取其中符合医理、切合实际，经得起实践检验的养生禁忌理论和经验，完善了自身的学术体系。忽思慧在本书中就对前人的养生禁忌认识和方法做了总结，对于学习中医养生具有较大的参考价值。

【原文】

凡热食有汗，勿当风，发痓病[1]，头痛，目涩，多睡。

夜不可多食，卧不可有邪风[2]。

凡食讫[3]温水漱口，令人无齿疾、口臭。

汗出时，不可扇，生偏枯。

勿向西北大小便[4]。勿忍大小便，令人成膝劳[5]、冷痹[6]痛。

勿向星辰、日月、神堂、庙宇大小便。

夜行，勿歌唱大叫。

一日之忌，暮勿饱食；一月之忌，晦[7]勿大醉；一岁之忌，暮勿远行；终身之忌，勿燃灯房事[8]。服药千朝，不若独眠一宿[9]。如本命日[10]，及父母本命日，不食本命所属肉。

凡人坐，必要端坐，使正其心；凡人立，必要正立，使直其身。立不可久，立伤骨；坐不可久，坐伤血[11]。行不可久，行伤筋；卧不可久，卧伤气。视不可久，视伤神[12]。食饱勿洗头，生风疾。

如患目赤病，切忌房事，不然令人生内障。

沐浴勿当风，腠理百窍皆开，切忌邪风易入。

【词解】

（1）痓病：现代称"痓证"，是以项背强急，四肢抽搐，甚则角弓反张为主要特征的急性病，其发病原因外则感受风寒湿热之邪，内则由脏腑失调、气血亏虚、痰阻血瘀而致筋脉失养。本句之痉证，显由外感风邪，逢热食蒸迫汗孔开张，腠理疏松，风夹湿热侵袭而发。

（2）邪风：泛指使人致病的风邪之气。《灵枢·百病始生》曰："风雨寒热，不得虚，邪不能独伤人。"人在夜卧时，卫气行于阴分，肌表腠理空虚，易为邪侵，因此卧时需防邪风。这一养生禁忌后文亦有表述，可互参。

（3）讫（qì）：完毕，结束。《说文解字》："讫，止也。"

（4）勿向西北大小便：不要朝西北方向大小便。唐代孙思邈《备急千金要方·养性·黄帝杂忌法》中有相同文字。

（5）膝劳：膝关节疼痛一类病症。

（6）冷痹：寒痹，为风寒湿邪共同侵犯人体而以寒邪为盛的痹证。症见肢体关节疼痛剧烈，得热则缓，遇寒则重，痛处固定，甚则关节不能屈伸。

（7）晦：农历每月的最后一天，朔日的前一天。

（8）一日之忌……燃灯房事：出自唐代孙思邈《备急千金要方·养性·道林养性第二》，原文曰："一日之忌，暮无饱食；一月之忌，晦无大醉；一岁之忌，暮无远行；终身之忌，暮无燃烛行房。"都是在强调逢年、月、日的末尾之时，应当内守而更加注意节制。

（9）服药千朝，不若独眠一宿：服药千日，不如独自眠卧一晚。本句意指性生活要节制，其思想及文字可能来源于南北朝时期的陶弘景，其《养性延命录·御女损益篇》中引彭祖言："上士别床，中士异被。服药千裹，不如独卧。"

（10）本命日：与自己出生日干支相同的日子。

（11）坐不可久，坐伤血：坐姿不能时间太长，坐久会伤及血。本句前后的五个"不可久"，其思想来源于《素问·宣明五气》之"五劳所伤"："久视伤血，久卧伤气，久坐伤肉，久立伤骨，久行伤筋。"忽思慧在此处将《黄帝内经》之"久坐伤肉"改为"坐伤血"，意指久坐血脉不通，血行滞涩而伤血，颇有道理，可与《黄帝内经》互参。

（12）视不可久，视伤神：用眼不能太久，否则会耗伤精神。《黄帝内经》原文为"久视伤血"，忽思慧改为"视伤神"，认为视物太久，人神会耗散过度而受损伤，颇有道理。《黄帝阴符经》曰："目者神之门，神者心之主，神之出入，莫不游乎目。"

【解析】

作者在本小节及其后的文字中具体引述或阐发了日常生活方方面面的养生避忌。首先从食忌开始，阐述了食后汗出勿受风、夜间不多食、睡卧应避风、食后漱口，以及大小便注意事项等养生避忌。

随后阐述了顺时养生之"四忌"，重点在时节的最后几日，应当内守而不外弛或过用，因此一日之间，晚上不能吃得过饱；一月之间，月末不要酩酊大醉；一年之间，岁末不要行出远门；一生之时，晚间不要亮灯行房事等。

最后，阐述了起居坐卧中的一些生活习惯禁忌，如坐要身端心正，站要挺立直身，以及久立、久坐、久行、久卧、久视等行为可能造成的损伤。

本段文字在引述前人养生思想和经验的基础上，有不少词句为忽思慧首创或修改，大多数颇具养生实用价值。

【养生应用】

本书名《饮膳正要》，全书对饮食禁忌描述十分详细，本段节选文字虽名为"养生避忌"，实则涉及了不易归入其他篇章的饮食习惯禁忌问题，总述于此。

首先，当避忌过饥过饱，相关阐述集中在本篇首段，是承《吕氏春秋》和《备急千金要方》相关内容而来。不论过饥过饱，均为饮食养生的禁忌。过饥，则化源不足，精气匮乏；过饱，则胃肠负担过重，影响运化功能。历代养生家均认为，食至七八分饱是饮食适量的标准。如果饮食不适时，或忍饥不食、零食不断、暴饮暴食等，均不利于人体健康。

其次，当避忌食中言语。无论古今，中国一直有"食不语"的饮食习惯要求。这一饮食养生禁忌出自《论语·乡党》，唐代养生家孙思邈在《千金翼方·养性禁忌》中也指出"食勿大言"，即要求进食或饮水时，应专心致志，忌讲话聊天甚至大声笑闹，防止影响吞咽功能而发生呛噎，或使咀嚼不充分而影响消化吸收。

再次，要注意食中及食后的禁忌。本篇章中提到的有：饱食后不能立即躺卧，以防妨碍消化，或影响血行而生百病，古今养生家提倡食后摩腹缓步；食后出汗时不可遭遇风邪，以防风邪夹湿入里，留滞筋骨经脉间而发多种病症；食后要用温水漱口，以去滓护齿除口臭；食肉面要煮软烂，饮酒宜少，更不能大醉。

本段文字还提及"五劳所伤"，其思想来源于《黄帝内经》，忽思慧对其内容稍作修改，但不论出自《黄帝内经》，还是出自忽思慧之语，"五劳所伤"的本质是提醒养生者要避忌"劳逸失度"。华佗曰："人体欲得劳动，但不当使极耳。"不论劳动还是运动，不论立、坐、行、卧、视，还是日常各种活动，都不能犯太过或不及之禁忌。过与不及，都是不适度的表现，称为"劳逸失度"，对人体均会造成伤害，当为养生所忌。其中之"过劳"，即劳累太过，也称劳倦所伤，包括体劳、神劳和房劳三个方面。体劳是形体的过于劳累，故又称"形劳"。如积劳成疾，或病后体虚，勉强劳作致病，都属于体劳过度。其致病特点有二：一是耗损脏气，尤其是脾、肺之气，故《黄帝内经》有"劳则气耗"；二是可致形体组织损伤，主要是筋骨的劳损，故《黄帝内经》有"久立伤骨，久行伤筋"。神劳即劳神，也称"心劳"，主要指思虑不解，用脑过度。房劳又称"肾劳"，主要指房事太过，或手淫成习，因此古代养生家对房中之事颇为谨慎，本篇章中也涉及了多条房事禁忌内容。

过逸：过度安逸，包括体力和脑力两方面。清代医家陆九芝曰："逸之为病，正不少也。逸乃逸豫、安逸之所生病，与劳相反。"过度安逸可以致病，是古时"富贵人"得病之由，正如《吕氏春秋》所云："出则以车，入则以辇，务以自佚，命曰招蹶之机……富贵之所以致也。"在现代社会，"出则以车，入则以辇"已不限于"富贵"人群，几乎成为城市常态，因此引起了社会的广泛关注。而《素问·宣明五气》及忽思慧提出的"五劳所伤"中之"久卧""久坐"就是过逸的两种类型。"久卧伤气"，指睡卧过久可致阳气敷布失常，气滞为病；"久坐伤肉（或伤血）"，指蹲、坐过久，可致四肢血脉运行不畅，新血不能达于四肢，使肌肉不荣、瘀血内生而为病。这些认识，揭示了"久坐""久卧"损害健康的机理，为有针对性的养生提供了理论支持。又由于"动摇则谷气得消，血脉流通"（陈寿《三国志·魏书·华佗传》），因此，运动是调摄"过逸"损伤的方法。

【原文】

不可登高履险，奔走车马，气乱神惊，魂魄飞散。

大风、大雨，大寒、大热，不可出入妄为。口勿吹灯火，损气。

凡日光射，勿凝视，损人目。勿望远，极目观，损眼力。坐卧勿当风、湿地。夜勿燃灯睡，魂魄不守[1]**。昼勿睡，损元气**[2]**。食勿言，寝勿语，恐伤气。**

凡遇神堂、庙宇，勿得辄入。凡遇风雨雷电，必须闭门，端坐焚香，恐有诸神过。怒不可暴，怒生气疾、恶疮。远唾不如近唾，近唾不如不唾[3]**。虎豹皮不可近肉铺，损人目。**

避色如避箭，避风如避仇，莫吃空心茶，少食申⁽⁴⁾后粥。

古人有云：入广者，朝不可虚，暮不可实。然不独广，凡早皆忌空腹。古人云：烂煮面，软煮肉，少饮酒，独自宿。古人平日起居而摄养，今人待老而保生，盖无益。

凡夜卧，两手摩令热，揉眼，永无眼疾。凡夜卧，两手摩令热，摩面，不生疮䵟⁽⁵⁾。一呵十搓，一搓十摩，久而行之，皱少颜多。凡清旦，以热水洗目，平日无眼疾。凡清旦刷牙，不如夜刷牙，齿疾不生。凡清旦盐刷牙，平日无齿疾。凡夜卧，被发梳百通，平日头风⁽⁶⁾少。

凡夜卧，濯足而卧，四肢无冷疾。盛热来，不可冷水洗面，生目疾。

凡枯木大树下，久阴湿地，不可久坐，恐阴气触人。立秋日，不可澡浴，令人皮肤粗糙，因生白屑。常默，元气不伤；少思，慧烛内光；不怒，百神安畅；不恼，心地清凉；乐不可极，欲不可纵。

【词解】

（1）魂魄不守：指魂魄不能安守于人身，或可理解为睡眠中受到灯光刺激，不易熟睡。

（2）昼勿睡，损元气：白天不要睡眠，会损伤人体元气。此说对一些心脑血管病人及低血压者较为合适，但从传统习惯来看，睡子午觉一直是养生的主流认识。

（3）远唾不如近唾，近唾不如不唾：唾沫吐远点不如吐近点，吐近点不如不吐唾沫。吐唾沫的远近之辨，从彭祖时就已经成为养生问题，葛洪的《抱朴子·内篇·极言》中还专门提及"唾不及远，行不疾步"。古代养生家对其重视的原因可能在于肾在液为唾，因此少吐唾沫可能保存肾气。另外，养生家还在乎"吐"的远近，原因在于人体做"吐"的动作会额外消耗气力，吐得越远耗气越多，因此不如不吐。

（4）申：申时，相当于现在的15时至17时。对于19时就要起更的古人而言，申时已较晚，因此"少食申后粥"实质是指晚餐要少食或不食。

（5）䵟（gǎn）：与"皯"同，指面上有黑气或脸上有黑斑。《广韵》曰："与皯同。面黑。"

（6）头风：病名，以慢性阵发性头痛为主要临床表现，相当于现代医学的紧张性头痛、偏头痛、丛集性头痛等原发性头痛。

【解析】

本段首先阐述出门行路禁忌，不要攀登高山，不要行走于危险的山地，不要驾驶车马狂奔，否则神气受到剧烈扰动而散乱，精神也会受到惊吓；在大风、大雨、严寒或酷热的天气中不要随意出入、肆意妄为。

继而阐述生活中的一些养生禁忌，如不要直视日光强烈的地方；不要极目远观，以防损伤眼睛；不要坐卧在风大和湿气盛的地方；晚上睡觉不要开灯；睡前不言语闲聊；日常对风邪要谨慎避忌防范；早餐要吃饱，晚餐要吃少；肉面要煮软烂。

睡眠是人体最重要的恢复方法，因而养生对睡眠期间的保养非常重视，作者忽思慧就从正面介绍了一些睡卧前后的养生方法。如睡前揉眼、摩面，并规定了搓摩方法和次数；睡前梳发、洗脚；睡前、醒后用盐刷牙；醒后晨起要热水洗眼等。

养生以养神为先，因而情志养生十分重要。忽思慧在本篇章中也记述了一些情志养生禁忌，如少思虑、少嗔怒、戒暴怒，少烦恼、喜乐不极等。

【养生应用】

本篇章中涉及一些睡眠养生的禁忌。高质量的睡眠是消除疲劳、恢复精力的最佳方法，并能达到防病治病、强身益寿的目的。马王堆出土医书《十问》曰："一日不卧，百日不复。"忽思慧在本篇章中记述的睡眠养生禁忌虽已有不少篇幅，然而中医养生中的睡眠禁忌内容更加广泛细致。如睡卧时不可思虑，睡时一定要专心安稳思睡，"先睡心，后睡眼"，不要思考日间或过去未来的杂事，甚至忧愁焦虑。睡卧不可言语，睡时言语易耗伤肺气，又易使人兴奋而失眠。睡时不可张口，张口呼吸不仅不卫生，又易使鼻、口、咽喉等受冷空气和灰尘等刺激影响睡眠，也可能使胃受寒凉。睡时不可掩面，以被覆面影响呼吸，还增加了呼吸中的各种"浊气"，导致呼吸困难，对此古人有"夜卧不覆首"的经验。卧不可对火炉，卧时头对火炉，易受火气蒸犯，令人头重目赤，或患痈肿疮疖。卧处不可当风，人入睡后，机体对环境的适应能力降低，易感受风邪而发病。

养生以养神为先，精神养生法中也有诸多禁忌，忽思慧在本篇章中记述的内容仅囊括了其中一小部分。可贵的是，他推崇的"守中"，恰为精神养生法的基本原则，若在遇到精神情志刺激时能谨行"守中"，则可避免触犯精神养生之禁忌，而无过与不及之忧。其实，东晋葛洪在《抱朴子养生论》中对此论述得更加详细，其曰："所以保和全真者，乃少思、少念、少笑、少言、少喜、少怒、少乐、少愁、少好、少恶、少事、少机。夫多思则神散，多念则心劳，多笑则脏腑上翻，多言则气海虚脱，多喜则膀胱纳客风，多怒则腠理奔血，多乐则心神邪荡，多愁则头鬓憔枯，多好则志气倾溢，多恶则精爽奔腾，多事则筋脉干急，多机则智虑沉迷。"这段文字不仅列出养生应避忌的十二事，还解释了其危害，被后人称为养生"十二少"，其中大部分属于精神养生禁忌的内容。可以看出，这十二事多则为害，少则为常，只要合理调适，即可"保和全真"。调适的原则，在于"守中"，即节多用少，守持常度。

最后，本篇章中有些养生禁忌带有一定迷信色彩或有不合理之处，存在争议。其实，禁忌本身就带有一定的主观性和时代性，古人在制定和传承禁忌之时，难免受到认知条件和时代观念的局限，甚至受到迷信思想的影响，因而存在一些不合理的禁忌，或者合于当时时代而不合于现代的内容。对此，我们应当辩证看待，理性批判，去芜存菁。例如本篇章中"勿向星辰、日月、神堂、庙宇大小便"之禁忌，以作者所处时代认知来看，制定本条禁忌的出发点可能与"神灵"相关，带有迷信色彩。然而若换个角度，从现代来看，若向星辰、日月便溺，实为不雅，确当禁忌；向神堂、庙宇便溺，不仅不雅，而且影响他人观瞻，冒犯他人之信仰，也应当禁忌。

养生小贴士

中医学从古至今对养生禁忌进行了大量研究，积累了丰富的经验。有"医家之宗、奉生之始"之称的中医学理论奠基之作《黄帝内经》，对养生禁忌有许多论述。如《素问·上古天真论》中对"今时之人"触犯养生禁忌而招致"半百而衰"的批评，对上古圣人养生之"虚邪贼风，避之有时"的记述及其后"少欲""不惧""不倦""劳其目""惑其心"等养生禁忌的总结；《素问·经脉别论》对"生病起于过用"的认识；《素问·宣明五气》对"五劳所伤"的总结等。后世医家和养生家宗《黄帝内经》之旨，对中医养生禁忌的内容进行了研究和丰富，形成了较为完善的中医养生禁忌体系。

中医养生禁忌理论博大精深，但贯穿着一条总原则，即葛洪所说"伤生之徒，一切远之"，其取舍之道正如《吕氏春秋·本生》指出："圣人之于声色滋味也，利于性则取之，害于性则舍之，此全性之道也。"综合而言，即指以生命健康为衡量标准：有利于生命健康的，就取之为养生之法；不利于生命健康甚至伤生损命的方法，均应纳入中医养生禁忌范畴。葛洪在《抱朴子》中谆谆教导，"不可以小损为无伤而不防""养生以不伤为本，此要言也"。他还在书中详细列出了"十三伤"："才所不逮，而困思之，伤也；……阴阳不交，伤也；积伤至尽则早亡，早亡非道也。"这些均应为养生所禁忌，而"不伤"即为中医养生禁忌的总原则，与忽思慧推崇的"守中"原则殊途同归。

二、学习与巩固

【习题】

1. 你认为养生禁忌的重要性是什么？试分析。

2. 如何理解"守中"？请根据本篇章内容对其作阐释说明。

3. 本篇章中涉及起居养生的内容有哪些？请摘出相关文句并结合自身养生认识进行阐发。

【参考文献】

1. 王辉武，马烈光. 中医禁忌学［M］. 北京：中国中医药出版社，2023.

2. ［战国］吕不韦著，陆玖译注. 中华经典名著全本全注全译丛书·吕氏春秋［M］. 北京：中华书局，2011.

3. ［唐］王冰. 黄帝内经素问［M］. 北京：人民卫生出版社，2002.

4. 佚名. 灵枢经［M］. 北京：人民卫生出版社，1997.

第十五章 《修龄要旨》养生经典节选 ▷▷▷▷

　　本文选自《修龄要旨》（中华书局 2011 年版）中的《导引却病歌诀》。作者冷谦（生卒年份不详，约元末明初），字起敬（启敬），号龙阳子，浙江嘉兴人。元末明初著名养生学家，他擅长音律，曾为太常协律郎，对书法与绘画也很有造诣，尤其精通养生修炼。

　　《修龄要旨》是冷谦所著的一部内容丰富的养生保健专书。书中阐述了中医养生的基本理论及呼吸吐纳导引修炼的具体方法，既是作者对于中医养生理论与道家养生学说的传承与发展，也是他在养生修炼方面的经验总结。书中既继承了《黄帝内经》的形神共养、顺应天时的理念，又继承了道教导引术中的八段锦与六字诀。内容包括"四时调摄""延年六字总诀""四季却病歌""长生一十六字诀""十六段锦""八段锦""导引歌诀""却病八则"等章节。其中"四时调摄"论述四季保养五脏的方法以中医的五行相生相克的理论为指导思想，并配合六字诀功法及总结前辈养生家的经验对四季养生法作了精辟的论述。"十六段锦""八段锦""导引歌诀"论述了气功导引的姿势和方法。《修龄要旨》全书 6000 多字，可能因为其篇幅短小，未见单行本传世。目前可见的有两种刻本，分别收于《学海类编》《颐身集》。

　　本节在冷谦的整个养生导引歌诀中，占有非常重要的位置。歌诀中涉及的内容很丰富，有养容美颜之法，有生精养气之法，还有消除积食、调理饮食之法等。本文中凸显冷谦的一个著名观点为"淡食多能补"。他提出："五味之于五脏，各有所宜。若食之不节，必至亏损，孰若食淡谨节之为愈也。"另有口诀"厚味伤人无所知，能甘淡薄是吾师。三千功行从兹始，天鉴行藏信有之"。导引歌诀既有身体上的调适，也有精神上的调节；既有日常起居的调节，也有饮食上的调理。从这些具体的动作，可以看出主要以"微运动"为主，不仅适合老年人，也对年轻人健身有意义。作为居家日常便捷健身法，常常习练导引歌诀中的内容，可缓解身体中略微的不适之感，同时还可达到养生的目的。

一、《修龄要旨·导引却病歌诀》解读

【原文】

水潮⁽¹⁾除后患

平明睡起时，即起端坐⁽²⁾，凝神息虑⁽³⁾，舌抵上腭，闭口调息⁽⁴⁾，津液⁽⁵⁾自生，渐至满口，分作三次，以意⁽⁶⁾送下。久行之则五脏之邪火⁽⁷⁾不炎，四肢之气血流畅，诸疾不生，久除后患，老而不衰。

诀曰：

津液频生在舌端，寻常数咽下丹田⁽⁸⁾；

于中⁽⁹⁾畅美无凝滞，百日功灵⁽¹⁰⁾可驻颜。

【词解】

（1）水潮：指口中津液如潮涌出。水，指津液。潮，潮涌之意。此处指口中分泌的唾液。

（2）端坐：安坐，正坐。

（3）凝神息虑：放松心情，凝聚精神，不存杂念，停止一切俗事烦扰。息，停息，停止。

（4）调息：调和气息的呼吸出入，使之能做到细长匀和，不粗不急，绵绵不断。为气功修炼的三大要旨，即调身、调心、调息之一。

（5）津液：是机体一切正常水液的总称，是构成人体和维持生命活动的基本物质之一。津与液皆来源于水谷精微，但二者在性状、分布和功能上有所不同：质地较清稀，流动性较大，布散于体表皮肤、肌肉和孔窍，并能渗入血脉之内，起滋润作用的，称为津；质地较浓稠，流动性较小，灌注于骨节、脏腑、脑、髓等，起濡养作用的，称为液。唾液是津液之一，具有滋润口腔，充养肾精的作用。

（6）意：指意念，道家内丹炼养十分重视意念，认为真意的重要作用贯彻于内炼的全部过程。

（7）五脏之邪火：正常时，五脏阴阳平衡，五脏之火温煦安谧。若五脏阳偏盛或阴偏衰均会形成五脏邪火，有虚实之分。实火是由阳热炽盛所致，也称壮火；虚火是由体内精气血津液失常，虚阳上亢或五志郁而化火所致。

（8）丹田：气功学术语、有上、中、下不同，此处指下丹田，别称气海。在

脐下。具体部位说法不一。东晋葛洪撰《抱朴子内篇·地真》谓"在脐下二寸四分"，日人丹波康赖所撰《医心方·卷二十七》谓"脐下三寸为命门宫，此下丹田也"。内丹家历来重视下丹田，称其为"五脏六腑之本""十二经脉之根""呼吸之门"等。

（9）中：体内五脏经脉气血。

（10）百日功灵：练功百日后取得理想效应。灵，灵验。

【解析】

吞咽唾液能起到充养肾精的作用，古代养生气功家也很早就认识到了口中津液的重要性，提倡练功时要舌抵上颚，赤龙搅水津，鼓漱汩汩咽，日常生活中也是提倡"津宜常咽"。唾液为人体的五液之一，与肾相应，而肾之精气与人体的生命活动关系最为密切，肾中精气上承于口化为唾液，所以古人把口中的唾液称为"琼浆玉露""金津玉液""华池之水"。《本草纲目》记载："人舌下有四窍，两窍通心气，两窍通肾液。心气流入舌下为肾水，肾液流入舌下为灵液，道家谓之金浆玉醴。溢为醴泉，聚集华池，散为津液，降为甘露，所以灌溉脏腑，润泽肢体。故修养家咽津纳气，谓之清水灌灵根。"若能长期坚持就能使肾精充盈，五脏经脉气血通畅，诸疾不生，并起到养颜、抗衰的养生效果。唾液的养生保健功用，自古就受到重视与肯定，古人初创文字时，即以水从舌边为"活"字，意为舌旁之水（唾液）能维持人体的生命活力。运用吞津液养生法，可重拾青春，抗衰延老，能使皮肤光润，容颜悦泽，如能结合本书后文所载之"搓涂自美颜"方法："每晨静坐闭目，凝神存养，神气冲澹，自内达外，以两手搓热，拂面七次，仍以嗽津涂面，搓拂数次。行之半月，则皮肤光润，容颜悦泽，大过寻常矣。"即可以达到较好的养生、护肤、美容功效，长葆青春美丽容颜。

【养生应用】

本节主讲清晨早起，闭目端坐，凝神静气，不存杂念，舌抵上腭，闭口调息，使口中津液自然产生，津液不断地在舌端生成，然后反复多次将其咽下，纳入丹田中；若能长久坚持即可祛五脏之邪火，使五脏气血运行顺畅而无凝滞。

一般而言，体质强健的人，唾液分泌比较充盈旺盛，年老体弱者唾液分泌不足，中医谓阴液不足，导致虚火上炎，身体容易出现：毒疮、痈疽、心火、胃火旺盛、失眠多梦、神经衰弱、血热气郁等疾病。《本草纲目》记载："人有病，则心肾不交，肾水不上，故津液干而真气耗也。"还指出："津液乃人之精气所化。"古代医学家认为"津"系"精"所化，精盈则肾水上升，化为津液，津液再予咽下，能润心，使心火免于过盛，水火相济，阴平阳秘，且谓之为"自饮长生酒"。因此，古人常以吞咽津液达到祛病强身、益寿延年之效。

【原文】

起火⁽¹⁾得长安

子午二时⁽²⁾，存想⁽³⁾真火⁽⁴⁾自涌泉穴起。先从左足行，上玉枕⁽⁵⁾，过泥丸⁽⁶⁾，降入丹田⁽⁷⁾三遍；次从右足，亦行三遍；复从尾闾⁽⁸⁾起，又行三遍。久久纯熟，则百脉⁽⁹⁾流通，五脏无滞，四肢健而百骸理⁽¹⁰⁾也。

诀曰：

阳火⁽¹¹⁾须知自下生，阴符⁽¹²⁾上降落黄庭⁽¹³⁾；

周流不息精神⁽¹⁴⁾固，此是真人⁽¹⁵⁾大炼形⁽¹⁶⁾。

【词解】

（1）起火：指在固定时辰，以一定体态、姿势运气练功。《天仙正理》曰："凡炼丹，随子时阳气生而起火，则火力方全。"

（2）子午二时：指夜半和正午。旧时计时法，以夜间十一时至一时为子时，以白昼十一时至一时为午时。

（3）存想：指练功时闭目内视，通过想象，使意念不离己身。存想能够使练功者入静，引导内气运行。

（4）真火：指命门之火，肾中之阳。

（5）玉枕：玉枕穴，为足太阳膀胱经穴，位于人体的后头部，当后发际正中直上2.5寸，旁开1.3寸平枕外隆凸上缘的凹陷处。

（6）泥丸：指脑或脑神，此处指脑，为导引术语。

（7）丹田：指下丹田，位于人体脐下。详见本篇"水潮除后患"注。

（8）尾闾：长强穴别称，位于尾骨尖与肛门中点。

（9）百脉：全身经脉。

（10）四肢健而百骸理：肢体运动功能强健，骨节屈伸灵活。理，调理，治理。

此处指活动正常的意思。

（11）阳火：指下焦命门真火，肾中阳气。命门内含有真阳，五脏六腑以及整个人体的生命活动都由它激发和主持，因而命门之火也称"真火"或"命火"。由于肾脏是"先天之本""水火之宅"，所以下焦命门元阳对人体健康具有重要作用。

（12）阴符：指肾中阴精，肾中阴精与肾中阳气互为生化，来源于各脏腑阴精的不断充养。《黄帝内经·素问·上古天真论》云："肾者主水，受五脏六腑之精而藏之。"故五脏阴精充盈，则肾中阴阳得以互相生化滋长，不断促进机体脏腑活动。

（13）黄庭：指脐与两肾之间。《金丹大成集》曰："问黄庭正在何处？"答曰："膀胱之上，脾之下，肾之前。"

（14）精神：指精气神明。

（15）真人：形容修炼真气、养生有方的得道之人。源出《庄子》与《黄帝内经》。《庄子·大宗师》云："古之真人，其寝不梦，其觉无忧，其食不甘，其息深深……古之真人，不知说生，不知恶死，其出不欣，其入不距；翛然而往，翛然而来而已矣。"《黄帝内经·素问·上古天真论》云："上古有真人者，提挈天地，把握阴阳，呼吸精气，独立守神，肌肉若一，故能寿敝天地，无有终时，此其道生。"

（16）炼形：又称"养形""炼命""命功"，指通过各种方法的修炼，使身体健康，延年益寿。

【解析】

小周天称为子午周天，是因为内丹术中将十二地支中的子午代表天体的日月、人体的心肾、卦象中的坎离，方位中的南北，而练小周天是为了培补先天精气，由后天返回先天，着眼于坎离两卦，而坎离两卦在后天八卦图中相对于子午两个时辰。李时珍在《奇经八脉考》中说："任督两脉，人身之子午也，乃丹家阳火阴符之道，坎离水火交媾之乡。"养生气功家都是十分重视这个初始阶段的修炼功法，认为人到成年，由于物欲耗损，先天精气也已耗损，必须用先天元气温煦培补它，使之充实起来。练功初始阶段，身体中内气尚不能产生，只是意想有一团热气似火在体内运行，长久地习练，丹田处真的产生了内气，此时不再是意想的热气似火，而是组织器官真的产生了能量代谢的变化。内气具有平衡阴阳，调畅气血，贯通经络，培补元气等作用，同中医学的阴阳、气血、经络、运气、养生等学说关系密切，但是由于个体的差异，感受到的内气差异也很大，有的人感觉是舒适的热流，有的人感觉是清爽的凉气，有的人来得快，有的来得慢，有的人感觉明显，有的人则不明显。所以对于内气，不必苛刻追求，退一步言之，即便产生不出内气的感觉，甚至不习练功法，每日都有些许时间，让自己平静心绪，凝神静气，未尝不是一件有益于身心健康的大好事。

【养生应用】

本节主讲小周天的练习方法：闲暇时绝虑，想象命门真火自涌泉穴生起，随吸气渐引上双腿、脊背至头顶，稍停后再随呼气慢慢降入丹田。日久修炼此法，能使五脏调和，气通血活，神全体安。

我们知道命火真阳是从下焦开始发生的，具有温暖周身上下的作用，它有赖于五脏阴精的充养和肾中精气的化生，只有命门之火周流不息，不断激发运行蒸腾，才能保证机体精气的生成与神明的正常，这就是古代得道真人修炼形体的养生办法。现代社会太多人自臀部往下，双腿、双脚冬天冰凉，我们可坚持练习此法，使命火真阳温暖周身上下，改善冰凉的状况。

【原文】

梦失⁽¹⁾封金匮⁽²⁾

欲动则火炽⁽³⁾，火炽则神疲，神疲则精滑⁽⁴⁾而梦失也。寤寐时调息神思⁽⁵⁾，以左手搓脐二七，右手亦然，复以两手搓胁，摆摇七七⁽⁶⁾。咽气纳于丹田⁽⁷⁾，握固⁽⁸⁾良久乃止，屈足侧卧，永无走失。

诀曰：

精滑神疲欲火⁽⁹⁾攻，梦中遗失⁽¹⁰⁾致伤生⁽¹¹⁾；

搓摩有诀君须记，绝欲除贪最上乘⁽¹²⁾。

【词解】

（1）梦失：指梦遗失精。

（2）封金匮：把由后天的精、气、神转化而成的元精、元气、元神封存于体内的过程。封，指封固。金匮，古代称藏书的地方，此处指藏精之处。

（3）火炽：指相火妄动。火，即相火，与君火相对而言，寄藏于下焦肝肾，有温养脏腑，主司生殖的功能，与君火相配，共同维持机体的正常生理活动。相火过亢则有害。

（4）精滑：原指病症名，见《济生方·虚损》。又称滑精、滑泄，是指夜间无梦而遗，甚至清醒时精液自动滑出的病症。此处指有梦的精关不固，精液滑泄。

（5）寤寐时调息神思：睡前调整呼吸气息，安定情绪。寤寐，即清醒或睡着，此处指临睡前。神思，情志思绪。

（6）七七：明代逍遥子《逍遥子导引诀·梦失封金匮》作"七次"，按前文体例改。意即两手搓胁，摆摇七七四十九次。

（7）咽气纳于丹田：将吸入之气深咽而下，摄纳于丹田部位。丹田，详见本篇"水潮除后患"注。

（8）握固：指两手拇指自然屈曲于食指根部，然后其余四指屈曲握拇指于掌内，有如婴儿之卷手。

（9）欲火：情欲之火，指妄动的相火。属病理之火，对机体产生危害。

（10）遗失：梦遗失精。

（11）伤生：伤身。生，似为同音"身"之误。

（12）上乘：佛教以车轮的道理来喻释佛法，但拜佛修行的人接受能力不一、有高有低，佛门则把其接受能力分成三种不同的情况，称之为"三乘"，即"声闻乘""缘觉乘"和"菩萨乘"。其中"声闻乘"是其中接受能力最优秀的，称为"上乘"，又叫"大乘"。引申为方法高妙。

【解析】

"相火"一词，首见于《黄帝内经》七篇大论，属运气学说天地之气的概念，后世医家将其引申到人体，始形成人身正气或邪气的概念，如刘完素称肾为相火，李杲称下焦包络之火为相火，张从正称胆为相火等等，其中，最有发明成就者当属金元时期的朱震亨，他在总结前人论相火的基础上，对相火进行了全面而深刻的阐发。朱氏认为，相火之常，即为人身一种动气，是人体脏腑一种生生不息的机能活动，这种机能活动，主要发源于肝肾，以肝肾内藏之精血作为物质基础，即所谓"肝肾之阴，悉具相火"。而相火之变动，则属病理之火，与五脏内郁变生之邪火密切相关。相火妄动，为人身之贼邪，也是元气之贼。其中，之所以造成相火妄动，不外色欲无度、情志过极、饮食厚味等因素，如其云："五脏各有火，五志激之，其火随起。"又云："醉饱则火起于胃，房劳则火起于肾，大怒则火起于肝。"等等。

情欲太过，就会扰动相火，致使精关不固，梦中遗精，而频繁遗精就会危害身体健康；防治遗精必须牢记搓摩导引的诀窍，还要戒除过多的欲望和贪念，这也是治疗梦中遗精最好的方法。

【养生应用】

本节教人"腹宜常摩"。中医认为，人体的腹部为"五脏六腑之宫城，阴阳气血之发源"，经常按揉腹部可通和上下，燮理阴阳，去旧生新，充实五脏，驱外感之诸邪，清内生之百症。方法是：双手搓热，掌心相叠轻按脐上，顺时针方向旋转摩腹，小圈、中圈、大圈各摩 12 次；再双手搓两胁，摇摆 7 次，缓缓将吸入之气纳入丹田。常行之，不但止梦遗滑精，且助脾胃消化。

现代社会很多年轻人情欲太过，引起相火妄动而伤心肾，心肾受伤则神疲乏力、精关失固。性欲妄念势将引动下焦相火，扰动精关而导致梦遗，同时频繁梦遗又能加剧伤精伤阴而致相火益炽、肾精益伤，久而损害机体健康。针对相火妄动，梦遗失精病症的养生防治，可在临睡前应用搓揉导引功法，让人平静心绪，调整呼吸，按摩搓擦肚腹、胁肋部，使心神能够得到最大程度的放松，有助于睡眠。同时深呼吸将自然清新之气下纳丹田，以培补肾精，并使相火归元下焦。此外，再结合生活调理，戒除贪念，清静心神，屈足侧卧，就可使精关固守，肾精秘藏，从而达到保持身心健康的养生目的。

【原文】

形衰守玉关[1]

百虑感中，万事劳形，所以衰也。返老还童，非金丹[2]不可，然金丹岂易得哉！善摄生[3]者，行住[4]坐卧，一意[5]不散，固守丹田，默运神气，冲透三关[6]，自然生精生气，则形可以壮，老可以耐矣。

诀曰：

却[7]老扶衰别有方，不须身外觅阴阳；

玉关谨守常渊默[8]，气足神全寿更康。

【词解】

（1）玉关：脐下丹田。

（2）金丹：中国古代炼丹术名词，用丹砂（红色硫化汞）与铅、硫黄等原料烧炼而成的黄色药金（还丹），其成品叫金丹。

（3）摄生：保养身体，养生。

（4）住：指站立，停留，相对于行而言。

（5）一意：专心一意，专心致志。

（6）三关：指后脑玉枕穴、腰背夹脊穴和骶椎尾闾穴三处。《灵宝毕法》曰："背后尾闾穴曰下关，夹脊曰中关，后脑曰上关。"

（7）却：除却，远离。

（8）渊默：亦作"渊嘿"。深沉静默。《庄子·在宥》："尸居而龙见，渊默而雷声。"

【解析】

人体真正的衰老原因在于思虑太过、劳累不止，所谓的"百虑感中，万事劳形"。这一点与中医七情内伤和过劳损伤致病的病因学说完全一致。中医认为，喜、怒、忧、思、悲、恐、惊七种情志变化，是人体对客观事物的不同反应，在正常的情况下，一般不会使人致病，而当突然、强烈或长期持久的情志刺激，超过了人体本身的正常生理活动范围，则可使人体气机紊乱、脏腑阴阳气血失调，从而导致疾病的发生，由于它是造成内伤病的主要致病因素之一，故又称"内伤七情"。更由于七情对应人体五脏，故又有"怒伤肝、喜伤心、思伤脾、忧悲伤肺、惊恐伤肾"的不同致病特点，是引起人体五脏气血逆乱，脏腑功能失常，进而促使人体早衰的重要原因之一。过劳，则是过度劳累，是持久地从事繁重或超负荷的体力劳作，积劳成疾；或突然用力过度与不当，而造成伤损。劳力过度致病，一方面"劳则气耗"（《黄帝内经·素问·举痛论》），损伤脏腑精气，导致脏气虚少，功能减退，出现肢体困倦、少气懒言、喘息汗出、形体消瘦等症。另一方面，劳力太过容易造成肌肉筋骨等形体的伤损，出现肢体的肿痛、功能受限等症，均是促使形体衰弱、脏腑机能减退，导致人体早衰的重要原因。

【养生应用】

本节主讲如何抗衰老，重在固守玉关（指丹田，亦称关元穴），并默运神气，中透三关，自能促人精盈、气足、神全而推迟衰老。

日常生活中，无论行、坐、卧，意守专一，时时刻刻意守丹田，冲透三关。久练能补气生精，增强体质，预防衰老，能防治多种病症。

【原文】

鼓呵⁽¹⁾消积聚⁽²⁾

有因食而积⁽³⁾者，有因气而积⁽⁴⁾者，久则脾胃受伤⁽⁵⁾，医药难治。孰若⁽⁶⁾节饮食⁽⁷⁾，戒嗔怒⁽⁸⁾，不使有积聚为妙。患者当正身⁽⁹⁾闭息⁽¹⁰⁾，鼓动胸腹，俟⁽¹¹⁾其气满，缓缓呵出。如此行五七次，便得通快⁽¹²⁾即止。

诀曰：

气滞脾虚⁽¹³⁾食不消，胸中鼓闷最难调；

徐徐呵鼓潜通泰⁽¹⁴⁾，疾退身安莫久劳。

【词解】

（1）鼓呵：鼓腹呵气。

（2）积聚：多由情志不舒、饮食不节，导致肝气郁结、气滞血瘀、脾失健运、食滞痰阻而引起的病症，以腹内结块、伴有胀痛为主要特征。

（3）因食而积：食积病证，九积之一，是因食滞不消，日久成积者。《杂病源流犀烛·积聚症瘕痃癖痞源流》："食积，食物不能消化，成积痞闷也。"

（4）因气而积：气积病证。九积之一。是因气机郁滞，日久成积者。《儒门事亲·卷三》："气积，噫气痞塞，木香、槟榔之类，甚则枳壳、牵牛。"证见胸闷痞塞、嗳气则舒、胁腹膨胀，或痞块时隐时现，或游走不定等。

（5）久则脾胃受伤：食积日久，脾失健运；气积日久，肝气犯脾，故日久均见脾胃受伤。

（6）孰若：犹何如，怎么比得上。表示反诘语气。

（7）节饮食：节制饮食，包括控制饮食的量，合理饮食节律，五味调和，荤素搭配，不吃生冷等诸多方面。

（8）嗔（chēn）怒：指恼怒，生气。

（9）正身：调身，指气功修炼中，做到练功姿势舒适，不松散，不紧张，以利于内气运行。此处指端坐。

（10）闭息：犹屏息。有意地屏住气，暂时抑制呼吸。清代蒲松龄《聊斋志异·尸变》:"客大惧,恐将及已,潜引被覆首,闭息忍咽以听之。"

(11) 俟 (sì):等待。

(12) 通快:指腹内气机畅通爽快。

(13) 气滞脾虚:气机郁滞,脾胃虚弱。

(14) 通泰:通调安泰。指气机调畅,积聚消散。

【解析】

有的人因为饮食不节,导致积聚病;有的人因为情志不舒,导致积聚病,时间久了都会损伤脾胃,医药难以治愈。对于这一类脾胃受损的积聚病人而言,又怎么比得上采用节制饮食,戒除急躁易怒的性情,以之消除其导致积聚病原因的方法更为高明呢?因此,患有上述病症的人应当端坐身体,调整呼吸,深吸气使胸腹鼓起,直到胸腹中纳满清气,然后缓缓地呵气。如此反复做三十五次,就会使腹内气机通畅爽快而积聚病证消弭。文中提出,对于积聚病证的治疗,节饮食、调情志是两个有效的办法。食饮有节,是要求饮食不可饥饱无度,并且进餐要有规律,养成定时定量的良好习惯。如明代高濂《遵生八笺·饮馔服食笺·序古诸论》说:"食饮以时,饥饱得中,水谷变化,冲气融和,精血以生,荣卫以行,脏腑调平,神智安宁。"其中尤以饥饱适度、合理膳食最为要紧,中医认为,饮食过量,或经常摄入过多的食物,或在短时间内突然进食大量的食物,超越了脾胃正常的消化能力,即可加重脾胃负担,损伤脾胃功能,使食物积滞于胃肠,不能及时消化而成食积证。饮食过量,不仅有损脏腑功能,还易使人未老先衰、短命折寿。

【养生应用】

本节主讲人们"浊宜常呵",即两手抱肩,停息鼓胸腹,待觉气促,抬头张口呵出浊气7次,反复做数遍,可治气滞食积。

现代社会常见气机郁滞和脾胃虚弱引起的食积不化病证,以及胸中痞闷、腹胀腹满的证候最难调治。对此治疗应采用深呼吸,使胸腹鼓满清气,然后缓缓呼出的办法,以通畅气机,消食理气,从而使积聚病证得到治疗。身体安康后,当注意避免长久的劳作而致过度疲劳。

【原文】

<h2 style="text-align:center">兜礼⁽¹⁾治伤寒⁽²⁾</h2>

元气⁽³⁾亏弱，腠理⁽⁴⁾不密，则风寒⁽⁵⁾伤感。患者端坐盘足，以两手紧兜外肾⁽⁶⁾，闭口缄息⁽⁷⁾，存想真气⁽⁸⁾自尾间升，过夹脊⁽⁹⁾，透泥丸，逐其邪气，低头屈抑如礼拜状。不拘数，以汗出为度，其疾即愈。

诀曰：

跏趺端坐⁽¹⁰⁾向蒲团⁽¹¹⁾，手握阴囊意要专；

运气叩头三五遍，顿令寒疾⁽¹²⁾立时安。

【词解】

（1）兜礼：以两手兜裹着阴囊，头俯垂，弯腰，如同礼仪中的跪拜。

（2）伤寒：指一切外感疾病。广义伤寒是一切外感热病的总称。狭义伤寒是外感风寒之邪，感而即发的疾病。《难经·五十八难》："伤寒有五，有中风，有伤寒，有湿温，有热病，有温病。"其中"伤寒有五"之伤寒为广义伤寒，五种之中的伤寒为狭义伤寒。

（3）元气：人体最重要、最根本的正气。元气是生命之本，是生命之源，元气充足则健康，元气受损则生病，元气耗尽则死亡。

（4）腠（còu）理：指肌肉和皮肤。腠，指肌肉的纹理，又称肌腠。理，指皮肤的纹理，即皮肤之间的缝隙。

（5）风寒：指风寒外邪。此处代表外感六淫病邪。

（6）外肾：指阴囊。

（7）缄（jiān）息：闭息的意思。

（8）真气：元真之气，指元气。

（9）夹脊：背部脊椎两旁的穴位。《黄帝内经·素问·缪刺论》："从项数脊椎侠背，疾按之应手而痛，刺之旁，三痏立已。"杨上善注："脊有二十一椎，以两手侠脊当推按之，痛处即足太阳络，其输两旁，各刺三痏也。"

（10）跏趺端坐：多指佛教中修禅者的坐法。两足交叉置于左右大腿上，称"全跏坐"。或单将左足放在右大腿上，或单以右足放在左大腿上，叫"半跏坐"。此处指盘腿端坐。

（11）蒲团：用蒲草编织成的坐垫。

（12）寒疾：指伤寒外感病。

【解析】

元气亏虚，腠理不密，则容易外感风寒之邪，罹患外感疾病。对此宜补益元气，固表防邪，可在晨起之时或临睡之前，盘腿而坐，用两手紧兜着外生殖器，男性捧其阴囊及阴茎，女性紧贴大小阴唇，闭着口鼻、屏住呼吸，心神默想，以意领气，使真气从尾闾穴即相当于尾脊骨突处向上升，沿着背脊骨的两旁向上至脑，抵达泥丸即上丹田，将风寒外邪驱出体外。然后，病人低头屈膝作揖如叩拜状多次，至汗出为止，即可防治风寒外感病症。元气，又称为原气、真气，是构成人体最基本、最精微的物质，也是维持人体生命最原始的动力本源。元气禀于先天，藏于肾中，又赖后天精气以充养，它通过三焦，衍生出宗气、营气、卫气、脏腑之气、经络之气而温煦脏腑，充养肌表，其中，卫阳之气即由其生化而来。卫气能温分肉，固肌腠，润泽皮毛，主司汗孔开合，防止病邪外袭，故预防伤寒外感，须从固护元气入手，兜礼导引就是一种很好的办法。因阴囊内藏睾丸，又称外肾，是人体重要的生殖器官，也是下焦元气发源相关之处，如能长期坚持，经常兜裹，固护阴囊，当可达到固肾培元、固密肌腠、防邪外感的养生目的。

【养生应用】

本节主讲外感风寒时，宜盘腿端坐，两手紧兜下身（男托阴囊，女按会阴），闭口缄息，默想真气自尾闾上升，至脊背，透颈头，逐走邪气，后如行礼叩首5遍，可治风寒伤感之疾。

羸弱之人，元气亏虚，卫气不足，腠理不密，就容易受到外感病邪的侵犯。根据"正气存内，邪不可干"的发病观，外感病邪致病，其病机为机体元气不足、卫阳虚弱、腠理疏松之时侵袭机体而发病，基于此，中医养生强调培补机体元气，防止病邪入侵。阴囊乃外肾，搓手裹囊有助于激发元气，加之习练导引功法则更有助于元气的充盛，达到强身健体、防病却病的疗效。坚持练习可强身固体防病，治外感风寒、急慢性支气管炎、哮喘、肺炎、腮腺炎、胸膜炎、扁桃体炎、胃和十二指肠溃疡、癔症、失眠等症。

【原文】

叩齿⁽¹⁾牙无疾

齿之有疾，乃脾胃之火⁽²⁾薰蒸。每侵晨⁽³⁾睡醒时，叩齿三十六遍，以舌搅牙龈之上，不论遍数，津液满口，方可咽下，每作三次乃止。凡小解⁽⁴⁾之时，闭口切牙⁽⁵⁾，解毕方开，永无齿疾。

诀曰：

热极风生齿不宁，侵晨叩漱自惺惺⁽⁶⁾；

若教运用常无隔⁽⁷⁾，还许他年老复丁⁽⁸⁾。

【词解】

（1）叩齿：又称"叩金梁"。指牙齿上下相碰击，并发出声音。叩齿有健齿、提神、醒脑的作用，为古代的一种养生之法。

（2）脾胃之火：此处的脾胃之火乃是邪火，正常的脾胃之火温煦安谧，停留在脾，有助于食物的消化和吸收。而脾胃邪火则会上炎，薰蒸口齿。

（3）侵晨：黎明，早晨初现光亮之时。

（4）小解：排尿，小便。

（5）切牙：咬紧牙关。

（6）惺惺：指清醒、机警的意思。此处指坚持不懈。

（7）常无隔：此处指常年不间断的意思。

（8）老复丁：返老还童。指气功修炼后精神焕发，脸色红润，有如童颜。

【解析】

牙齿的疾病，多为脾胃邪火上炎薰蒸所致。每天清晨睡醒时，叩齿三十六下，再用舌头搅动牙龈处，不计搅动的次数，直到津液满口，才可以将津液咽下，如此反复做三遍。此外小便时，要紧闭嘴唇，咬住上下牙齿，直到小便解完，这样就可以永久避免发生牙病。明代龚居中所撰《红炉点雪》曰："齿之有疾，乃脾胃之火薰蒸，每日佳晨，或不拘时，叩齿三十六遍，则气自固，虫蛀不生，风邪消散。"齿为骨之余，乃肾中精气所滋养。清晨叩齿，一则可以坚固牙齿，再则可以通过吞咽唾液充养肾中精气，起到充养骨髓的作用。因此，一直以来受到养生家的倡导。

【养生应用】

本节教人"齿宜常叩"。有谚语道："晨起叩天钟（齿），牙齿健康身体好。""清晨叩齿三十六，到老牙齿不会落。"叩齿，就是用中等力度使上下牙齿叩击，做"咬牙切齿"状，每日清晨和三餐饭后，可叩击百余次。通过叩齿，可使头部、颈部的血管和肌肉，以及头皮、面部处于一收一舒的运动之中，能加速脑血管的血液循环，促进大脑的血氧供应，有益健康。叩齿可先叩两侧大牙24次，再叩前齿24次。

脾胃邪火郁积于内循经上炎，热极风生就会发生牙齿疾病。防治此病要清晨睡醒时注意叩齿鼓漱；如能长久坚持不懈地运用这个方法，就可治疗牙根肿痛、牙周炎、牙根出血、口腔炎、口腔溃疡等症。

【原文】

升观⁽¹⁾鬓不斑⁽²⁾

思虑太过，则神耗气虚血败⁽³⁾而斑矣。要以子午时⁽⁴⁾，握固⁽⁵⁾端坐，凝神绝念，两眼令光上视泥丸⁽⁶⁾，存想追摄二气⁽⁷⁾，自尾闾⁽⁸⁾间上升，下降返还元海⁽⁹⁾，每行九遍。久则神全，气血充足，发可返黑也。

诀曰：

神气冲和⁽¹⁰⁾精自全，存无守有⁽¹¹⁾养胎仙⁽¹²⁾；

心中念虑皆消灭，要学神仙也不难。

【词解】

（1）升观：提升真气，内观起火。内观，是指用意念或慧光照耀体内各种景象。有两种层次的修炼。一为观形之内观，即以"无中立象心定识神"，由此锁住心猿意马，使耳不闻、目不见、心不狂、意不乱。二为观神之内观，指观乎神两不观乎形，强调绝念无想，以无心为心，最终达到"内观起火，炼神合道"。《清静经》曰："外观其形，形无其形，内观其心，心无其心。"

（2）斑：毛发花白。

（3）神耗气虚血败：皆为中医病机术语。神耗，指神气耗散。气虚，指正气亏虚。血败，指血液败亡。

（4）子午时：子时与午时。详见本篇"起火得长安"注。

（5）握固：详见本篇"梦失封金匮"注。

（6）泥丸：详见本篇"起火得长安"注。

（7）追摄二气：指意念追赶上并提住由元气化生的阴、阳二气。二气，即阴阳二气。

（8）尾闾：详见本篇"起火得长安"注。

（9）元海：脐下丹田。

（10）冲和：此处指真气充盈。语本《老子》："冲气以为和。"后以"冲和"指真气、元气。《文选·夏侯湛〈东方朔画赞〉》："谈者又以先生嘘吸冲和，吐故纳新。"张铣注："冲和，谓真气也。"

（11）存无守有：所谓存无是存无为，无人无我，忘心忘形，万籁俱寂。所谓守有，即守中抱一，在虚极静笃之时，一轮明月出现目前即玄关。

（12）胎仙：由道家追求胎息功法修炼成仙而得名。胎息是指练气功时呼吸有如婴儿在母胎中，不用口鼻而行内呼吸的高深境界。

【解析】

杂念太多、思虑太过，不能恬淡虚无，就会引起元精、元气、元神的耗损，导致气血虚衰，肾气亏损，毛发失于滋养而鬓发斑白，如《素问·上古天真论》云："六八，阳气衰竭于上，面焦，发鬓颁白。"因肾之华在发，发为血之余，若肾精充足，精血互化，则可以化生肝血，生养黑发且发泽光亮，反之若七情内伤或房劳太过，则必伤及肾精肝血，以致精亏气虚血少而见面色憔悴、发鬓斑白，甚则出现胫酸眩冒、腰膝酸软等症。对此，养生防衰，必须从保养肾精，提升神气入手，应用小周天之内观起火功法，通过意守丹田，提升真气而内观升真于大脑泥丸，并回返壮大丹田元气，则有助于充实元精、激发元气、培补元神，从而起到养血生发的作用，是生发养发的一大发明，可资参考。

【养生应用】

本节是说闲时静坐，双眼余光上视眉额，默想神气自尾闾间上升下降，后纳入元海（脐下关元、气海穴），每行9遍。坚持日久，气血充足，鬓发返黑。

人体元气充盛，阴阳调和则神气充盛，精气自然充盈，若能心无杂念，意守真气便能益肾固精，养血生发；再做到心中无欲望、杂念和思想能专一，可达补气益神、生津生血、百脉流通、目明发黑、精神旺盛、增强体质祛百病的效果。

【原文】

运睛除眼翳[1]

伤热伤气，肝虚肾虚，则眼昏生翳，日久不治，盲瞎必矣。每日睡起时，跌坐[2]凝思，塞兑垂帘[3]，将双目轮转[4]十四次，紧闭少时[5]，忽然大瞪，行久不替，内障外翳[6]自散，切忌色欲并书细字。

诀曰：

喜怒伤神目不明，垂帘塞兑养元精[7]；

精生气化神来复，五内阴魔[8]自失惊。

【词解】

（1）翳（yì）：指眼内、外障眼病所生遮蔽视线、影响视力的病症。

（2）跌坐：跏跌坐，盘腿端坐。

（3）塞兑垂帘：闭口合眼。塞兑，抿口合辱。兑，指口。垂帘，即合上双眼。帘，眼睑。口开神气散，故塞之也，眼开神气漏，故兑之也。

（4）轮转：犹如车轮来回旋转。

（5）少时：一会儿。

（6）内障外翳：指眼目障翳，相当于青光眼、白内障。

（7）元精：元神真气、肾精真气。

（8）五内阴魔：指五脏的邪气。

【解析】

风热上扰、肝火上炎或肝血不足、肾精亏虚，就会出现两眼昏花，目生翳障，若长期不进行治疗必然会导致两目失明。对此，可在每天早晨睡醒之时，凝神静气，盘腿端坐，闭住双唇，合上双眼，再将双眼左右各转动14圈，再紧闭双眼片刻后，忽然睁大眼睛。运眼做功时间选择在每日清晨睡起之时，按照本功法简单易行的特点，其实可不必拘于单一时刻，只要环境安静、场地适宜、时间充分即可运目用功。此外，因肾藏精，肝肾同居下焦，乙癸同源，精血互化，肾中精气亏虚，必将水不涵木而致肝血不足，目失所养加重眼目疾病，而房事过度会直接耗损肾精，加剧这一病机演变，故而运睛明目功法施行的同时，还要注意节制色欲，慎守肾精。

【养生应用】

本节告诉人们"目宜常运"。中医认为，肝开窍于目，诸脉皆属于目，目得血而能视。又曰："五脏六腑之精气，皆上注于目而为之精。目者，肝肾之外候也。"故经常按摩，运转眼睛，不但能使眼睛清澈明亮，而且对五脏六腑气机运转亦大有裨益。方法是：两眼微闭，心平气和，眼球分别沿眼眶顺时针、逆时针各旋转 16 次，然后再做上下、左右运转各 16 次；而后，忽然睁开眼睛，向前平视 3 分钟，再以双手掌心相对，运用开合之法，使两掌得气，以双手掌心对着双眼烘烤 3 分钟。如此，再做睁眼运睛法同上。待闭眼睁眼功法做完后，再用双手点按睛明、攒竹、鱼腰、丝竹空、瞳子髎、承泣等穴位。这种方法可使真气上行额头，逐走邪风，明目清脑，解除眼部疲劳。

眼疾的发生有虚、实两种病机，实则外感风热之邪和肝火上炎，虚则肝血不足，肝肾阴虚，阳亢于上，从而导致视物昏花、目生翳障。内障外翳包含了现代医学中白内障、青光眼等诸多容易致盲的眼科疾病，而这些疾病绝大多数是渐进性的，所以要在日常生活中时时刻刻保护好眼睛，注意用眼卫生，多做转动双眼，睁闭眼睛的动作等，可以使眼肌及视神经得以运动。用眼过度会耗伤阴血，使眼目失养而加重病情，故日常生活中也要注意尽量少看书、少看电视、少用电脑，以及不书写细小字体等，这给我们养眼、护眼、用眼以很好的启示。

【原文】

掩耳去头旋⁽¹⁾

邪风⁽²⁾入脑，虚火上攻，则头目昏旋，偏正作痛⁽³⁾，久则中风⁽⁴⁾不语，半身不遂⁽⁵⁾，亦由此致。治之须静坐，升身⁽⁶⁾闭息，以两手掩耳，折头⁽⁷⁾五七次，存想元神⁽⁸⁾，逆上泥丸⁽⁹⁾，以逐其邪，自然风邪散去。

诀曰：

视听无闻意在心，神从髓海⁽¹⁰⁾逐邪氛，

更兼精气无虚耗，可学蓬莱⁽¹¹⁾境上人。

【词解】

（1）头旋：头晕如旋，指眩晕证。

（2）邪风：为风邪，中医致病因素，风、寒、暑、湿、燥。火为六淫邪气之一。

（3）偏正作痛：指偏头痛与正头痛。《鲟溪医述·病症辨异》："正头痛者，满头皆痛……偏头风者，但在半边。"

（4）中风：由于气血逆乱，产生风、火、痰、瘀，导致脑脉痹阻或血溢脑脉之外，临床以突然昏仆、半身不遂、口舌歪斜、言语謇涩或不语、偏身麻木为主要表现。

（5）半身不遂：是指一侧上下肢、面肌和舌肌下部的运动障碍。

（6）升身：挺身。

（7）折头：左右转头。

（8）元神：指元真、元气。即神志活动的原动力，禀受先天精气而产生，为生命之根本。

（9）泥丸：指脑。详见本篇"起火得长安"注。

（10）髓海：指脑，中医有脑为髓海之说。

（11）蓬莱：东方的"三仙山"之一，是传说中神仙得道的地方。

【解析】

风邪入脑或虚火上攻都会出现头晕目眩，偏、正头痛若长期不予治疗，则会导致中风不语、半身不遂等病症。要防治这种情况，必然要静坐，挺身闭息，用两手掌掩住两耳，向左右各转头五七三十五次，接着意守丹田，意想气从丹田上升至泥丸大脑，停留片刻后抬头呼气，邪气便自然散去。视而不见，听而不闻，存神守意，精神专一。神气入脑，元气充盈就能驱逐邪气。再加上不虚耗精气，就可修炼成为蓬莱仙境中的仙人了。对此可练习祛风定眩功法：静坐，挺身闭息，用两手掌掩住两耳，向左右各转头三十五次，注意意守丹田，将元气从丹田上升至泥丸大脑，停留片刻后抬头呼气。

【养生应用】

本节是说耳朵与心脏有密切联系。《素问·金匮真言论篇》载："南方赤色，人通于心，开窍于耳。"每天清晨或临睡时，搓两耳令热，以手急掩住耳，左右扭颈回顾，各7次，再尽力点头如鸟啄之状7次，呵出浊气7口，如此永无头旋之疾，并刺激耳郭，对心脏有益。金代名医张元素在未得道时，头目昏眩，偏正头痛，就用此法而愈。此法无病行之，能添补髓海，有保健养生、益寿延年之效。

现代社会头晕如旋、眼目昏眩，以及偏正头痛、中风、偏瘫等证，其病机皆可由外感内伤所致，尤其是中风，实则外感邪气，闭阻经脉，虚则肝肾阴亏，虚火上炎，邪中经络，导致头痛、头晕、口眼歪斜等，若阳亢于上，气血逆乱，深入脏腑，还可导致神志不清、言语謇涩等。也可以祛风散邪，防治头晕头痛，并可预防中风、半身不遂的发生。尤其是功法中两手掩住两耳以治头晕目眩的论述，与现代医学中梅尼埃病发病于耳内迷路水肿的原理惊人相似，是对头晕病证治疗的实践经验总结，值得深入研究。也可治疗耳鸣、耳聋、失眠、健忘、神经衰弱等症。

【原文】

托踏应轻骨(1)

四肢亦欲得小劳(2)，譬如户枢终不朽(3)。熊鸟演法(4)，吐纳导引(5)，皆养生之术也。平时双手上托，如举大石，两脚前踏，如履平地。存想神气，依按四时嘘、呵二七次，则身轻体健，足耐(6)寒暑。

诀曰：

精气冲和(7)五脏安，四肢完固骨强坚；

虽然不得刀圭(8)饵，且住人间作地仙(9)。

【词解】

（1）托踏应轻骨：托手踏足功法可使骨骼轻健。托踏，双手上托，双足前踏。轻骨，使骨骼轻便。

（2）小劳：适度地劳作。

（3）户枢终不朽："户枢不朽"。详见本书第二篇"起居调摄"注。

（4）熊鸟演法：熊经鸟伸，为模仿熊鸟等各种动物的运动。类于华佗"五禽戏"之运动方法。详见本书第六篇"十六段锦"注。

（5）吐纳：又称"吐故纳新"。呼出污浊之气为吐，吸入新鲜空气为纳，吐纳可以促进气血运行。

（6）足耐：完全能够耐受。足，副词，完全，足可以。

（7）冲和：指真气充盈。详见本篇"升观鬓不斑"注。

（8）刀圭：本义指古代刀币上面的一个圆孔。以服食药物而欲修炼成仙的外丹家，每次只服食刀币圆孔大小的药物，刀圭一词渐成量词，一刀圭等于十分之一匙。这里指外丹家服食的药物。

（9）地仙：地上的神仙。

【解析】

人体应该适度地劳作，就如同经常旋转的门轴是不会腐烂生锈一样，要模仿熊鸟的动作，吐纳导引功法，这些都是养生的方法。修炼时应双手向上托举，假想托举千斤重量的大石，两脚前踏，如同踩在平地一样稳当。意守丹田闭息凝神，也可根据四时季节的不同，采取相应的六字诀功法，用嘘呵吐气的方法，反复做14次。长期练功，身轻如燕，体格健硕，就足以抵御寒暑之邪的入侵。精气充盛，气机调畅，五脏自然就会安康无疾，并且四肢肌肉充实，骨骼健硕。这样尽管没有服食长生不老的神丹妙药，却也完全可以在人世间做个健康快乐的老寿星。

【养生应用】

本节教人每晨两手上举，如托千斤，双脚踏地，似竖石柱；左右脚分别蹬踏托举各10次，日久，必脚健臂壮，步履轻捷。

四肢肌肉骨骼是人体重要的组织器官，也是五脏精气的外华五体。生命形体的轻动灵活，主要依靠经脉气血灌注充养，而气血流畅则经脉调和，骨骼轻健。因此，要重视运动，加强锻炼。俗话说，流水不腐，户枢不蠹，生命在于运动。平日里应该加强身体锻炼，使得周身气血运行通畅、四肢强健、身体健康，再结合习练托踏轻骨功法，意守丹田，凝神闭息，并模仿熊鸟的动作，久练会使四肢有力，身体强健，可防治心脏病、胃病、糖尿病、脑血管疾病等。

【原文】

搓涂自美颜

颜色憔悴（1），所由心思过度，劳碌不谨（2）。每晨静坐闭目，凝神存养，神气冲澹（3），自内达外，以两手搓热，拂面（4）七次。仍以嗽津（5）涂面，搓拂数次。

行之半月，则皮肤光润，容颜悦泽，大过寻常矣。

诀曰：

寡欲心虚⁽⁶⁾气血盈，自然五脏得和平；

衰颜仗此增光泽，不羡人间五等荣⁽⁷⁾。

【词解】

（1）颜色憔悴：指颜面气色枯黯无华。

（2）劳碌不谨：指过劳、劳力太过。

（3）冲澹（dàn）：本义指水波起浮荡漾的样子，这里是指神气冲和调达，似水波微微荡漾，在体内周流循环。

（4）拂面：搓拂面目。

（5）漱津：指将口中唾液来回漱动，使津液分泌增加，呈白沫状。

（6）心虚：指心神虚无恬淡，无思无虑，无欲无想。

（7）五等荣：古代有五个等级荣爵，即公、侯、伯、子、男五等。

【解析】

人的脸色憔悴无华，主要是因为心神思虑过多、整日劳碌而少节谨。防治的方法是，每天清晨静坐闭目，使心神宁静而无杂念，神气平和恬净，由体内而传于体外，先把两手掌搓热，摩拂脸面七遍。继以含漱的口液涂抹脸上，再摩搓几遍。像这样搓面半月之久，可使皮肤光泽润滑，面容红润鲜活，与以往大不相同了。此功法练习不必拘于晨起之时方能行之。至于搓涂津液则观念上似乎不太雅观，也不够卫生，练功导引时尽可以灵活把握，或采用具有养颜滋润作用的按摩乳、按摩精油代替之，不必拘泥原文所说，而将重点放在理解按摩面部的美容驻颜疗效上。减少欲望，恬淡虚无，心无杂念，能使气血充盈调畅，自然而然五脏也会协调平和；衰老的容颜也会因此而重新焕发光泽，从此就再也不必去羡慕人世间其他荣耀之事了。

【养生应用】

本节告诉人们"面宜常搓"，又称浴面，就是人们俗称的"干洗脸"。方法是：

闲时，双掌搓热，摩面七次，间伴漱津涂脸，拂擦数次，久之，可使血脉运行畅通，面色红润，肤华肌强，保湿防皱。

搓手摩面就是养生家所说的浴面、摩面，可有畅通气血、祛风散寒、提神醒脑、预防感冒、美容、缓解疲劳等诸多功效。清代吴师机撰《理瀹骈文》云："晨起擦面，非徒为光泽也，和气血而升阳益胃也。"说明摩面养生既可养颜美容，又可调和气血，健脾养胃，滋补五脏，是一种简便易行的养生方法。面为五脏之华，是经脉气血集中汇聚之处，经常摩擦面部，能使经络通畅，头面得到滋润，自然面生光泽，皱纹舒张，白发转黑，容光焕发。现代科学研究也表明，摩面不仅可以改善睡眠，而且还能够使手指更加灵活，促进手与面部的血液循环，消除表皮衰老的角化细胞，改善皮肤呼吸，增加汗腺及皮脂腺的分泌，从而使皮肤更为紧缩，有助于增强皮肤的弹性和活力，防止细小皱纹的产生，延缓皮肤的衰老，达到驻颜美容的目的。坚持日久，面发光润，容颜不退。

【原文】

闭摩通滞气[1]

气滞则痛，血滞则肿，滞之为患，不可不慎。治之须澄心[2]闭息，以左手摩滞[3]七七遍，右手亦然，复以津[4]涂之。勤行七日，则气血通畅，永无凝滞之患。修养家所谓干沐浴[5]者，即此义也。

诀曰：

荣卫[6]流行不暂休，一才[7]凝滞便堪忧；

谁知闭息能通畅，此外何须别计求。

【词解】

（1）闭摩通滞气：闭息按摩畅通凝滞不通之气。闭，指闭息屏气，深长匀细呼吸。摩，按摩。因气滞则不通，不通则痛，血郁则瘀，瘀则肿。血郁气滞可用闭摩功法治疗。

（2）澄心：宁静心神，摒除心中杂念。

（3）摩滞：按摩气血凝滞之处。

（4）津：指津液，即口中唾液。

（5）干沐浴：练功前后用手摩擦全身皮肤，可以促进皮肤表面血液循环，增强机体抗病能力。

（6）荣卫：营卫。营气是由中焦脾胃运化的水谷精气生成的，为水谷精微中的精华部分。卫气也是由水谷精气化生而成，其性剽疾滑利。

（7）一才：一旦。

【解析】

气机阻滞，不通则痛，气滞血瘀则成肿胀，对于气血瘀滞所致的肿痛等病症不能不谨慎对待。治疗气血瘀滞的病证，就需要平心静息，心无杂念，深吸气后，屏气呼吸，先用左手按摩、搓擦气血瘀滞的部位七七四十九下，再呼气而出。同样的方法，再换右手按摩、搓擦，随后可用口中津液涂抹患处。如能勤奋坚持按摩7天，就会气血通畅，不会再患气血凝滞的病症。这也就是养生家所说的干沐浴法。《黄帝内经·素问·痹论》："营者，水谷之精气也。和调于五脏，洒陈于六腑，乃能入于脉也。故循脉上下，贯五脏，络六腑也。""卫者，水谷之悍气也，其气剽疾滑利，不能入于脉也，故循皮肤之中，分肉之间，熏于肓膜，散于胸腹。"人体中的营卫气血的运行一刻也不会停息，一旦要有片刻的凝滞就足以令人担忧了；而闭气按摩的导引功法已完全能使气血营卫运行通畅。

【养生应用】

本节教人"肤宜干浴"，即清心闭息，双手自头顶百会穴始，摩至面、两肩臂，再从胸摩至腹、两胁、两腰及两腿，可使周身气血畅通，疏经活络，防气滞痛症。

营卫之气由水谷精气所化生，是人体重要的物质基础，一行脉中，一行脉外，共同维持人体脏腑正常活动。作为营卫之气的循行，营气运行于血脉之中，而卫气运行于皮肤、肌肉之间，能温养肌肉、皮肤，因此摩搓皮肤腠理能够有助于气血运行，营卫通畅，有助于促进滞气流通而起到减轻肿痛的作用，对于气滞血滞的病机改善具有一定的作用。这也是古人所谓的干沐浴，准确地说即通过对气滞不通、血行不利之处进行按摩导引而起到闭摩通滞气的作用。坚持此法可使气血畅通，肿块消失，永无凝滞之患，对于各类肿瘤性疾病和各种慢性疾病的恢复大有裨益。

【原文】

凝抱⁽¹⁾固丹田

元神⁽²⁾一出便收来，神返身中气自回，如此期朝并暮暮，自然赤子⁽³⁾产真胎⁽⁴⁾，此凝抱之功也。平时静坐，存想元神入于丹田，随意呼吸。旬日⁽⁵⁾丹田完固，百日灵明⁽⁶⁾渐通，不可或作或辍⁽⁷⁾也。

诀曰：

丹田完固气归根⁽⁸⁾，气聚神凝道合真；

久视⁽⁹⁾定须从此始，莫教虚度好光阴。

【词解】

（1）凝抱：这里指练功时两手如抱球状放于脐腹前。

（2）元神：指与生俱来的禀受于先天的元气。元，有根本、原始之义。道家认为，神可分为先天和后天，先天之神又称"元神"。《灵枢·本神》说："生之来，谓之精，两精相搏谓之神。"

（3）赤子：道家用语。原指初生的婴儿，因婴儿精气神充足、心灵纯净、质朴纯真、和谐至极，故常为道家的修养所比喻。此处指修身养性的人通过修炼就如同初生的婴儿一样精气神充足、纯净质朴。

（4）真胎：道家讲的玄胎、道胎。道家通过修炼胎息，练养内气，使精、气、神内合于丹田，产生玄胎、真胎。此处指丹田中精气神充盛。

（5）旬日：十日。

（6）灵明：指大脑思维通灵明敏。明代张居正《答西夏直指耿楚侗书》："但此中灵明，虽缘涉事而见，不因涉事而有……知此心之妙，所以成变化而行鬼神者，初非由于外得矣！"。

（7）或作或辍（chuò）：指有时运功有时不运功。

（8）气归根：气归丹田，肾中元气受纳之处。根，为肾气之根。

（9）久视：长生久视，指长寿、不老。

【解析】

平常凝神静坐，两手如抱球状放于脐腹前，存神守意想象元神纳入丹田中，随着自己的意念缓缓呼吸，元神一化生出来便将其收纳于丹田之中，元神如能返回身体之中，元气自然也能充盛，这样早晚每天坚持运功，自然就能像初生的婴儿一样精气神充足、纯净质朴，达到养生的最高境界，这是凝抱功法的效果。平时应经常静坐，想象元神归入于丹田，然后顺从意念进行呼吸。练功 10 天后，精气神纳于丹田，丹田就会有充实坚固感，练功百天后可使神明大脑逐渐通灵。修炼此功法不可懈怠，贵在每天坚持，不可时作时辍，半途而废。元气归于丹田，则丹田充实坚固，气足神凝就可修成真胎；想要长寿就必然要从修炼凝抱功法开始，千万不要虚度练功的大好时光。

【养生应用】

本节主讲丹田乃人体元气蓄积之处，善养生者，平素宜于静坐时多做意守丹田功。明代医家龚居中在《痰火点雪》中写道："定息抱脐，子午无间，动彻浮沉，湛然进退，旬日之间，下进五谷之精，真气自生，百功；上尽九重之蠹，暗涤垢腻，饥渴不患，寒暑不侵，驻颜还少。"

此节所述即胎息吐纳法，所谓胎息是在意念的作用下深而细长的内呼吸，是气功修炼的最高阶段，其通过口鼻的外呼吸表现得非常微弱，不强调外呼吸的气体交换，而注重身体内元气的交换，体内的元气交换就是内呼吸，就像胎儿在母体中气体交换一样，能使体内各部分充分利用自身能量和营养，具有强身延年的作用。习练此法日久，能扶正固本增健康。

【原文】

淡食能多补

五味之于五脏(1)，各有所宜，若食之不节(2)，必至亏损，孰若食淡谨节(3)之为愈也。然此淡亦非弃绝五味，特言欲五味之冲淡(4)耳。仙翁(5)有云："断盐不是道，饮食无滋味(6)。"可见其不绝五味。淡对浓而言，若膏粱(7)过度之类，如吃素是也。

诀曰：

厚味伤人无所知，能甘淡薄是吾师；

三千功行(8)从兹始，天鉴(9)行藏(10)信有之。

【词解】

（1）五味之于五脏：五味对应于五脏，肝主酸味，脾主甘味，心主苦味，肺主辛味，肾主咸味。

（2）食之不节：饮食无节制，指过食肥甘厚味，暴饮暴食，五味偏嗜等。

（3）谨节：指谨慎节制，包括淡食薄味。

（4）冲淡：冲和平淡。冲淡并非淡而无味，而是冲而不薄、淡而有味。

（5）仙翁：神仙翁。可理解为善养生之人。

（6）滋味：指滋腻厚味。与下文"膏粱"同。

（7）膏粱：此处指厚腻、肥美的食物。

（8）三千功行：僧道等修行的功夫。唐代吕岩《五言》："二十四神清，三千功行成。"

（9）天鉴：指书名，唐代韩偓著。

（10）行藏：出处，行止。

【解析】

饮食有节，五味调和有助于身体健康，而饮食无节制，五味偏嗜则损害身体，引发疾病的产生。《黄帝内经·素问·上古天真论》有云："饮食有节……故能形与神俱，而尽终其天年，度百岁乃去。"食物中的水谷精微是化生气血的基本物质，也是维持人体正常生理功能的物质基础，良好的饮食习惯是人健康长寿的关键所在。《黄帝内经·素问·生气通天论》中提到："是故谨和五味，骨正筋柔，气血以流，腠理以密，如是，则骨气以精，谨道如法，长有天命。"合理的饮食结构、食物无偏嗜、五味的均衡是有益于健康的。而饮食不节、暴饮暴食、过食肥甘厚味则会引发疾病的产生。从五味来说，按五行学说，酸苦甘辛咸分别入于肝心脾肺肾，故偏嗜一味，过多摄取则可能伤及相应内脏并影响其相克脏，如咸伤肾，影响及心之类，如《黄帝内经·素问·五脏生成篇》说："多食咸，则脉凝泣而变色；多食苦，则皮槁而毛拔；多食辛，则筋急而爪枯；多食酸，肉胝皱而唇揭；多食甘，则骨痛而发落。"除此以外，饮食养生更重要的一点是要避免过多摄食浓厚滋腻之品，即所谓的淡食能多补。因膏粱厚味，滋腻肥厚，食之不易消化，可引起胸满、腹胀、肠炎、腹泻、胃痛等消化系统疾病。还能伤及血脉及肾脏，引起消渴病症等。如《黄帝内经·素问·生气通天论》说："膏粱之变，足生大丁。"及《黄帝内经·素问·奇病论》指出："肥者令人内热，甘者令人中满，故其气上溢，转为消渴。"现代医学也认为，膳食中脂肪摄入量过高，会使血中脂质（脂蛋白、胆固醇）增加，胆固醇在血液中过多堆积，可使动脉管壁变厚、管腔变窄、变硬，形成动脉粥样硬化，导致高血压、冠心病、糖尿病等。因此，养生学家历来主张饮食宜清淡，忌味重肥浓。《吕氏春秋·尽数》就提出："凡食无强厚味，无以烈味重酒。"孙思邈也强调"勿进肥浓羹蹄，酥油酪饮等""善养性者，常须少食肉，多食饭"。可见饮食清淡对于机体健康至为重要，这种主张对后世养生防病具有重大指导意义。

【养生应用】

本节主讲中老年人要坚持淡食（低盐、低脂、低胆固醇、低热量饮食），少吃膏粱厚味，有预防疾病、补身延年之作用。《齐民要术》中早有素食菜谱的记载，说明当时吃素的风行。明代《养生四要》中也曾再三提倡，应以"尚淡泊"的生活方式过日子，通过素食，使身体强健。有文献记载："夫养生之道，荤以强身，素以养神，神可交心，素食者常怀一颗素心，非淡泊无以明志，非食素无以醒脑。素食素心，慈悲为怀，健康常在。"

【原文】

无心得大还⁽¹⁾

大还之道，圣道也。无心者，常清常静也。人能常清静⁽²⁾，天地悉皆归，何圣道之不可传，大还之不可得哉！《清静经》⁽³⁾已备言之矣。修真⁽⁴⁾之士，体而行之，欲造夫清真⁽⁵⁾灵妙⁽⁶⁾之境，若反掌⁽⁷⁾耳。

诀曰：

有作有为云至要，无声无息语方奇；

中秋午夜通消息，明月当空造化基。

【词解】

（1）大还：道家内炼术语，道教的内丹有大还丹之道，内炼以得大还之道为极致，大还的资质就是婴儿出生，进入圣胎脱化的修持境界。

（2）清静：无心。恬淡虚无。

（3）《清静经》：全称《太上老君说常清静妙经》，是全真道四大圣典之一，反映全真教的基本教义和各种修炼术。

（4）修真：源于道家理论，指道教中学道修行、求得真我、去伪存真为"修真"，后世又延伸出多种修真门派及修真相关理论。此处指追求养生长生之人。

（5）清真：此词最早见于唐代李白的诗句"圣代复元古，垂衣贵清真"，是就诗歌创作而言，指自然质朴纯洁，摒弃雕琢。这里指清则净，真则不杂，净而不杂则达"清真"。

（6）灵妙：指灵巧神妙。

（7）反掌：易如反掌，十分容易。

【解析】

恬淡虚无为养生最高境界，也是修身养性的基础，《黄帝内经·素问·上古天真论》说："恬淡虚无，真气从之；精神内守，病安从来。"意思是人要对生活淡泊质朴，心境平和宁静，外不受物欲之诱惑，内不存情虑之激扰，达到物我两忘的境界。如此，放之又放，空之又空，去之又去，自然地达到了"虚"，达到了"无"的境界。这时"虚无"与天相感相通，天和人都相通了，也没有界限了，真气自然也就跑到你身上去了，如此真气就会像阳光一样，扫去所有的阴霾障碍。这时，全身的经络、关节也都变得畅通滑利了，即使有隐藏的疾病，也会在不知不觉中除去，这样疾病就无从发生。这实际上是治疗当代人心灵疾病的一个良方，也是现代人健康长寿的养生圣经，更是无心得大还的养生最高境界。

【养生应用】

本节主讲心无愁烦，心态平衡，乃获健康，这是长寿之前提。《清静经》中载："大还之道，圣道也；无心者，常清常静也。人能常清静，天地悉皆归，何圣道之不可传，大还之不可得哉！"正如冷谦在《修龄要旨》中所作的一首诗那样充当了很好的注脚："大道修持怕有心，有心行道孽根深。却除幻想重增病，因假失真无处寻。"

现代社会由于生活节奏越来越快，竞争压力越来越大，人们突然成了追赶时间的忙人，很多人处于焦虑、紧张的生活之中，甚至有的已经出现了危险的亚健康状况。所以文中所说的清静修真、恬淡虚无的养生准则，保持心平气和的生活态度，淡泊名利，能使精神保持专一，如此，脏腑之精才得以有效守持而功能协调正常。因此，无心清静的养生功法，对于我们今天预防疾病、保障健康、延年益寿仍有着极其重要的现实意义。

二、学习与巩固

【习题】

1.适宜晨起时做的养生歌诀有哪些?

2.《修龄要旨》中，冷谦写有一首导引却病歌诀，又名却病延年十六句之术，都有哪十六句?

【参考文献】

1.［明］冷谦撰，钱超尘主编，郑红斌，刘苏娅评注. 修龄要旨［M］. 北京：中华书局，2011.

2.刘彦骅.《导引却病歌》浅释［J］. 养生锦囊，2005，2（174）：50–51.

3.林文雄. 明代中医养生思想与方法研究［D］. 南京：南京中医药大学，2010.

4.张雪迪. 冷谦及其《修龄要旨》养生思想研究［D］. 石家庄：河北师范大学，2019.

第十六章　《老老恒言》养生经典节选 ▷▷▷

　　本文选自《老老恒言》（中华书局 2021 年版）中的《自序》。《老老恒言》又称《养生随笔》，由清代著名养生学家、文学家曹庭栋著。曹庭栋（1699—1785 年），字楷人，号六圃，自号慈山居士，浙江嘉善人，工诗善画，著作颇丰，尤精养生之学。《老老恒言》全书共五卷，前二卷详晨昏动定之宜，后二卷列居处备用之要，末附粥谱一卷。本书汇集清以前各家养生思想，并结合作者自己的切身体会总结编纂而成的养生学专著，专门指导老年养生。中华民族具有尊老、敬老、养老的优良传统，在数千年的文明中，对于老年养生积累了丰富经验。在众多的老年养生文献中，清代曹庭栋的《老老恒言》中论述的各种养生方法，简单而易行，具有重要的现实指导意义。

　　《老老恒言》的序言中，作者曹庭栋主要说明了自己撰写此书的动机，他在七十五岁时"薄病缠绵"，想要寻找养老之法，却发现相关成书较少。于是他在病中"随事随物留心体察"，翻阅古籍，摘取有关养生的论述，从起居寝食等琐碎之处探寻养生之道，将其整理成书，希望能让老年人获得康宁之福。

一、《老老恒言》自序解读

【原文】

　　孟子言：老吾老以及人之老[1]。庭栋久失怙恃[2]，既无吾老之可老，今吾年七十有五，又忽忽不觉老之及吾[3]，宜有望于老吾者[4]之使吾克遂其老也[5]。嗣孙应毅，年甫[6]弱龄[7]，未能老吾之老，并不知吾之老，吾惟[8]自知其老，自老其老而已。老之法，非有他[9]也。宋张耒[10]曰："大抵养生求安乐，亦无深远难知之事，不过起居寝食之间尔。"昨岁壬辰[11]，自秋而冬[12]，以迄今春[13]，薄病缠绵，动多拂[14]意，此正老态毕现。欲得所以老之法[15]，能荟萃[16]其类[17]者，卒[18]罕成书也。爰[19]于卧室呻吟之余，随事随物留心体察，闲披往籍⁽²⁰⁾，凡有涉⁽²¹⁾养生者，摘取以参⁽²²⁾得失，亦只就起居寝食琐屑求⁽²³⁾之。《素问》所谓"适嗜欲于世俗之常"⁽²⁴⁾，绝非谈神仙讲丹药之异术也。纵⁽²⁵⁾无解于老，亦自成其为老，更无待⁽²⁶⁾于老吾者，而所以老之法⁽²⁷⁾在是，而吾所以自老其老亦在是，随笔所录，聚之以类，题曰《老老恒言》。其中有力⁽²⁸⁾易办者，有力不易办者，有易办而亦非必办者，有不易办而不可不办者，概⁽²⁹⁾存其说，遂付梓⁽³⁰⁾以公⁽³¹⁾诸世，是即所谓⁽³²⁾及人之老，可各竭其力，各老其老，俾⁽³³⁾老者起居寝食，咸⁽³⁴⁾获康宁之福，竟⁽³⁵⁾若不自知其老，优游盛世⁽³⁶⁾，以享余年。吾之老与人之老，得同为太平安乐之寿民，岂非大幸与⁽³⁷⁾！岂非大幸与！

乾隆三十八年，岁在昭阳大荒落之涂月上浣⁽³⁸⁾，慈山居士⁽³⁹⁾曹庭栋书于观妙楼。

【词解】

（1）老吾老以及人之老：语出《孟子·梁惠王上》。意谓由赡养孝敬自己的长辈，然后推广到其他与自己没有亲缘关系的老人。

（2）怙恃（hù shì）：此指父母。《诗经·小雅·蓼莪》："无父何怙？无母何恃？"后来用"怙恃"为父母的代称。

（3）不觉老之及吾：未曾察觉我已经变老了。

（4）老吾者：孝敬我的人。

（5）克遂其老也：度过我的老年生活。克遂，完成，实现。其，我的。

（6）甫：刚刚。

（7）弱龄：二十岁左右。男子弱冠又称弱龄。

（8）吾惟：及"惟吾"，只有我。惟，只有。

（9）他：其他的方法。

（10）张耒（1054—1114年）：字文潜，号柯山，人称宛丘先生。楚州淮阴（今江苏淮安）人。擅长诗词，苏门四学士之一。作诗务平淡，效白居易体，乐府学张籍。著有《柯山集》等。

（11）壬辰：1772年。

（12）自秋而冬：从秋天到冬天。

（13）以迄今春：到今年春天。迄，到，至。

（14）拂：违背，不舒服。

（15）所以老之法：能用来养老的方法。所以，所用；用来。

（16）荟萃：会集；聚集。

（17）类：分类。

（18）卒：最终。

（19）爰：于是。

（20）披往籍：翻阅古书。披，打开。

（21）涉：涉及，关联。

（22）参：探究，领悟。

（23）求：求证。

（24）适嗜欲于世俗之常：出自《黄帝内经·素问·上天真论》。意谓养生就是在世俗生活之中调适自己的欲望。

（25）纵：即使。

（26）待：依靠。

（27）老之法：老年人自我调理的方法。

（28）力：尽力。

（29）概：一律，一概。

（30）付梓：将书稿雕版印行。梓，本指刻书用的梓木，此代指刻印。

（31）公：公开。

（32）所谓：代指孝敬自家老人。

（33）俾（bǐ）：使。

（34）咸：全，都。

（35）竟：甚至。

（36）优游盛世：悠闲自在地生活在太平盛世之中。优，通"悠"。

（37）岂非大幸与：作者发出的感慨，难道不是人生最大的幸运吗！

（38）乾隆三十八年，岁在昭阳大荒落之涂月上浣：癸巳年十二月上旬。乾隆三十八年，1773年。昭阳，天干中"癸"的别称，用于纪年。大荒落，太岁运行到地支"巳"的方位称大荒落。此年为癸巳年，故称。涂月，农历十二月的别称。上浣，上旬。

（39）慈山居士：作者自号。曹庭栋在母亲七十大寿那年为成全母亲游山玩水之愿，在自家花园挖池叠山，取名"慈山"，曹庭栋也因此自号"慈山居士"。

【解析】

《老老恒言》自序中以孟子"老吾老以及人之老"为核心，倡导从孝敬自家老人推及关怀社会所有老人，强调尊老敬老的社会责任。本书作者认为，若能使天下老人皆得安养，实为人生大幸。因此以自序为引，并在正文中汇集各家养生思想于一书，指导老年人按照自身不同情况自主选择不同养生方法。

《黄帝内经·素问·上古天真论》云："适嗜欲于世俗之常。"养生其实就是在生活中不断调适自我欲望，以达到顺应自然，天人相应，老年人由于生理机能的衰退，更需要注重日常的调养和预防。自序中提到的"岂非大幸与"，表达了对老年人能够通过养生手段安享晚年的美好祝愿。这与《黄帝内经》中"恬淡虚无，真气从之，精神内守，病安从来"的养生理念不谋而合。老年人若能顺应自然规律，保持心态平和，注重饮食起居的调养，便能达到"形与神俱，而尽终其天年"的理想状态。《黄帝内经·灵枢·本神》云："智者之养生也，必顺四时而适寒暑，和喜怒而安居处，节阴阳而调刚柔。"只有根据老年人的具体情况，提供适宜的关怀和帮助，"因人制宜"，才能真正实现"老有所养，老有所乐"。

【养生应用】

曹庭栋秉承《黄帝内经》理论指导，广泛采纳历代养生家思想，亲身实践，形成了自己鲜明的养生观点，作者的养生思想始终贯彻"道贵自然"的基本精神，主张养生应顺应自然规律，适应日常生活习惯，把养生的实践寓于日常生活起居琐事之中。认为起居以养静为要，应注意调顺四时、起居有常、静养与导引相结合，重视调摄脾胃，认为饮食以调理脾胃为要，应注意饮食有节、五味调和、以清淡为补，重视修心养性，认为养性以安命为要，应注意清心寡欲、淡泊名利、陶冶情操，重视睡眠养生，认为睡眠以操纵为妙，应注意饱食勿卧、寝不仰卧、昼卧勿免，认为环境以舒适为要，重视未病先防，认为防疾、治病以食养为佳，推崇食粥养生防病，认为"粥能益人，老人尤宜"。

1. 老年人摄生静养为首 失眠、多梦是影响老年人生活质量的常见因素，研究数据表明，老年人睡眠障碍患病率达30%～40%，部分甚至高达90%，老年人气血衰弱，营卫不利，气血阴阳失调，出现失眠；而睡眠不足，也会影响到人体脏腑功能及气血运行，影响健康。《老老恒言》中阐述对老年人摄生的首要核心就是"静养"，即指神安、身不妄动。《老老恒言》中认为养静"所忌最是怒，怒心一发，则气逆而不顺，窒而不舒，伤我气，即足以伤我身"。作者指出当老年人遇到让人愤怒的事情时，应思量发怒和健康，孰轻孰重，转念间，就可以消散怒气。作者平素以书画来抒发性灵，植花养鱼来修心养性，顺其自然，颐养精神，言"笔墨挥洒，最是乐事"，提倡老年人应培养一些兴趣爱好，丰富自己的生活，陶冶性情。老年人生理特点是"老年肝血渐衰，未免性生急躁"，根据此特点，通过修炼精神、控制情绪，使气血不妄动，养身又养性，"当以一耐字处之，百凡自然就理，血气既不妄动……可养身兼养性"。

2. 老年食养固护脾胃为要 《黄帝内经》曰："胃阳弱而百病生，脾阴足而万邪息。"脾胃为后天之本，万物生化之源，脾胃功能正常，才能滋养机体，防病安身，正所谓"有胃气则生，无胃气则死"。所以老年人这个特殊群体在摄生中更应重视脾胃之气的养护。在《老老恒言》中作者认为要养脾胃，就要以调和饮食为要，不可饥饱失常，偏嗜成性；同时强调清淡为补，推崇食淡粥。

从喝粥的种类上来说，强调淡粥有益于身体健康。"淡则物之真味真性俱得"，但若杂合他味，就会因失其清淡本真而无养生功效。应少煮咸粥，咸与血相得则凝，不利于人体血脉流通。《随息居饮食谱》中赞"粥饭为世间第一补人之物"。谷类经过慢火细熬成粥后，质地糜烂、甘甜，且保留其本真，有利于脾胃的运化，对于老年人食疗、养生来说既方便又有效。书中作者引用《华佗食论》"三化"（食物有三化：一火化，烂煮也；二口化，细嚼也；三腹化，入胃自化也。）的观点，主张"老年惟藉火化"。因为老年人牙齿多有脱落，咀嚼力弱，脾胃运化功能减退，唯依火化烂煮，更易于消化输运，使机体吸收较多的营养，达到"磨运易而输精多"的目的。

在饮食量上给出标准"量腹为节"根据自己的状况来审量饮食的量，宁少勿多，才有助于脾之运化水谷精微功能。作者认为："'量腹'二字最妙，或少或多，非他人所知，须自己审量；'节'者，今日如此，明日亦如此，宁少毋多。老年人脾胃功能减弱，食用过多则会加重脾胃负担，损伤胃气。"纵使一餐可加，后必不继"，故"凡食总宜少为有益，脾易磨运，易化精液，否则极易之物，多食反至受伤""加则必扰胃气"。在书中作者还提出"次第分顿食之"的观点，认为"适于口，亦适于胃"，营养可口的食物可以分为几顿来食用，既可避免饮食太杂所导致的五味相扰，损伤脾胃；又可以保证营养的均衡，又可避免过饥过饱、午后宜少食、勿过热过凉饮食等，对调养脾胃皆具有重要作用。

在饮食卫生上，作者还强调，进食后不宜寝卧，"胃方纳食，脾未及化，或即倦而欲卧，需强耐之"。现代医学认为，食后血液聚于肠胃，参与脾胃运化，食后即卧会影响到脾胃的运化，并影响睡眠质量。

随着老龄化社会的进程，如何提高老年病的防治水平，改善老年人的生活质量，是老年医学乃至整个社会面临的重大课题。而通过修心养性、导引按摩、饮食居处、环境养生等方法达到防病于未然，提高老年人的生活质量、延长寿命，具有极其重要的现实意义。

二、学习与巩固

【习题】

1. 做好老年养生在现代社会中的影响和意义有哪些？

2. 谈谈你对"老吾老以及人之老"的理解？

3. 你认为老年养生都有哪些方面？试讨论说明。

【参考文献】

1. 曹庭栋著，黄作阵，祝世峰，钱超尘注．老老恒言［M］．北京：中华书局，2011.

2. 曹庭栋著，黄作阵，祝世峰，田海萍，黄新月注．老老恒言［M］．北京：中华书局，2021.

3. 陈琼．试论《老老恒言》的养生观点．中医文献杂志，2001（3）：17.

4. 蔚晓慧，刘更生．《老老恒言》论老年养生．山东中医杂志．2003,22（10）：585.

第十七章　《寿世青编》养生经典节选 ▷▷▷▷

本文选自《寿世青编》（中华书局 2013 年版），为清代医家尤乘编纂的一部养生著作。尤乘，生卒年不详，字生洲，号无求子，江苏吴县（今江苏省苏州）人，早年习儒，后改学医，跟随名医李中梓（字士材）学习，后遍访名医，又到京城学习针灸，并任太医院御前侍值，三年后辞官回归乡里，在虎丘悬壶行医，求治者甚众。著有《寿世青编》《食治秘方》，增补其师李中梓的著作《诊家正眼》《本草通玄》《病机沙篆》合编为《士材三书》，为传播士材学派作出了贡献。《寿世青编》即在康熙六年（1667）刊其师《士材三书》时附入。

《寿世青编》一书，分为上下两卷。上卷强调未病先防，撰有"勿药须知""疗心法言"等 35 篇养生专论，博采《黄帝内经》、老庄、孙思邈等各家养生论述，结合儒、释、道三家有关调心、调身、调息的养生经验，以五脏养生为核心，自饮食起居、四时调摄、按摩导引等方面详尽阐发未病保养之法；下卷强调既病防变，撰有"服药须知""煎药有法"等 18 篇用药专论，提出用药需要注意的种种问题，例如煎药用水、火候、服药忌食、药物炮制方法、剂型都各有讲究，不同人群治法不同，否则会影响治疗效果。最后给出"病后调理服食法"，认为病后就"如水浸泥墙，已干后，最怕反复冲激，再犯不救"，因此按门分类列举风、寒、暑、湿、燥、火、调理脾胃、气、血、痰、阴虚、阳虚及诸虚等 13 门的食疗秘方 117 首，涵盖内外妇儿诸科，十分实用。全书主次分明，又相辅相成，全面阐述养生之道，书中很多养生思想对现代养生活动仍有指导意义。

《寿世青编·养心说》认为心是万法之宗、一身之主，是生死和善恶的根源。其主张养心要趋善、清静和寡欲。做到目无妄视、耳无妄听等，放下贪嗔痴爱等执念，对待事物要不迎不拒，以自然平和的心态应对，调节好各种情绪，如此方能实现身心和谐与安宁。

一、《寿世青编·养心说》解读

【原文】

夫心者，万法之宗，一身之主，生死之本，善恶之源。与天地而可通，为神明之主宰，而病否之所由系也。

盖一念萌动于中，六识[(1)]流转于外，不趋乎善，则五内[(2)]颠倒，大疾缠身。若夫[(3)]达士[(4)]则不然，一真澄湛[(5)]，万祸消除。

老子曰：夫人神好清而人扰之，人心好静而欲牵之。常能遣其欲而心自静，澄其心而神自清，自然六欲[(6)]不生，三毒[(7)]消灭。

孟子曰：养心莫善于寡欲。所以妄想[(8)]一病，神仙莫医。正心之人，鬼神亦惮，养与不养故也。目无妄视，耳无妄听，口无妄言，心无妄动。贪嗔痴爱，是非人我，一切放下。听其自来，应以自然，任其自去。忿懥[(9)]恐惧，好乐忧患，皆得其正，此养之法也。

【词解】

（1）六识：佛教用语，指眼识、耳识、鼻识、舌识、身识、意识。即眼、耳、鼻、舌、身、意"六根"对色、声、香、味、触、法"六尘"生起的见、闻、嗅、味、触、思虑六种认识作用。

（2）五内：内炼名词。指人体五脏。

（3）若夫：若，文言句首助词，常与"夫"合用，用在句首或段落的开始，表示另提一事。

（4）达士：明智达理之士。

（5）一真澄湛：真，本性、本源；澄湛，纯净、清晰。一真澄湛，形容心中澄清湛澈，心无杂念。

（6）六欲：见于《礼记·礼运》，指生、死、耳、目、口、鼻之欲。佛教则指人的六种欲望，即色欲、形貌欲、威仪姿态欲、言语音声欲、细滑欲和人想欲。泛指人的各种欲望。

（7）三毒：佛教用语，指贪、嗔、痴，即贪欲、憎恨、愚痴。后也指阻碍修道的三种因素：身业、意业、口业。泛指一切身心活动。

（8）妄想：妄，乱也。妄想，内炼名词，指练功过程中的杂念。

（9）忿懥：亦作"忿懫"。忿，悁（juàn）也，急躁。懥（zhì），愤怒。忿懥，怨恨发怒。出自《礼记·大学》：所谓修身在正其心者，身有所忿懥，则不得其正。

【解析】

本节专论养心。首先强调心在人体中的重要地位，为一身之主，是人生存或死亡的根本，关系着人体是否会生病，所以养心至关重要。那么如何来养心呢？文中从三个方面来阐述，一是要有善念，"不趋乎善，则五内颠倒，大疾缠身"。《养老奉亲书》言"作善，降之百祥"，心存善念，有助于保持愉悦乐观的情绪，促进身体气血调达，扶助正气，从而减少疾病的发生；二是要减少欲望，"养心莫善于寡欲"。心神喜静，对物质及名利等的欲望减少，内觉身心空，外觉外物空，更易使内心保持平和，排除杂念，去除烦恼，从而气血和畅，身心和谐；三是要保持良好的情志，"忿懥恐惧，好乐忧患，皆得其正"。以自然的态度对待已经发生的事情，对还未发生的事情不要先胡思乱想，让自己的情绪，无论愤怒恐惧，还是喜乐忧患，都能得到适当的宣泄，从而保持情绪的稳定、内心的安宁。

【养生应用】

《寿世青编》中认为养心是养生的第一要务。书中开篇即广泛征引多种文献说明"疗心"的重要性，认为只知"疗人之疾，而不知疗人之心"，是舍本逐末，"治有病不若治于无病，疗身不若疗心"。因此，书中从开篇的"勿药须知""疗心法言""林鉴堂安心诗"，到本篇的"养心说"，再到后面的"定神法""清心说"等，都强调清心寡欲、修心养性是延年却病的良药。在"服药须知"中更是提到，人为什么会患病？"因放逸其心，逆于生乐"，而要想防病，"清心寡营，轻得失"是重要的原则之一。可见，尤氏在养生防病过程中十分重视心的作用。

《灵枢·灵兰秘典》云："心者，君主之官，神明出焉。"《灵枢·邪客》曰："心者，五脏六腑之大主也，精神之所舍也"，神为生命活动的主宰，而心主藏神，是神明的住宅，心安则神清，因此，调心养神不仅是尤氏，也是历代养生家都十分重视的原则。

我们常说"静以养神"，此"静"即在于心静。如何达到静心？《灵枢·本神》言："任物者谓之心，心有所忆谓之意，意之所存谓之志，因志而存变谓之思，因思而远慕谓之虑，因虑而处物谓之智"，由此可见，心接受外界信息并作出反应，各种心理活动皆由心所发。若欲望过多、思虑过重，被外界的物质、名利所诱惑，就易扰动心火，扰乱神明，也将会影响整体脏腑功能。因此，历代养生家都注重静心以养神，例如老子讲"少私寡欲""致虚极，守静笃"；《管子》曰"虚其欲，神将入舍"；儒家说"仁者寿"，也讲"仁者静"；《黄帝内经》中强调"恬淡虚无，真气从之，精神内守，病安从来"；《遵生八笺》亦提及"养寿之道，清净明了四字最好""无静心，万化密移"，都表达了只有节制欲望、减少思虑，才能使心静气清，神安守于内，气血和畅而健康长寿。

心在志为喜，养心还须保持乐观愉悦的心态。《养生三要》中认为"人常和悦，则心气冲而五脏安"；《闲情偶寄》中言"乐不在外而在心，心以为乐，则是境皆乐，心以为苦，则无境不苦"。保持乐观愉悦的心态，在生活中无论遇到什么样的困境，才能心平气和，气和则五脏安康，疾病无所由生，即使生病也能很快恢复健康。

七情失调与心的关系也十分紧密。《灵枢·口问》言："悲哀愁忧则心动，心动则五脏六腑皆摇"；明代医家张景岳更是明确指出："情志之伤，虽五脏各有所属，然求其所由，则无不从心而发""忧动于心则肺应，思动于心则脾应，怒动于心则肝应，恐动于心则肾应"，说明各种情志变化首先从心而发，然后再动于五脏。清代医家罗澹生的《内经博议》中还记载了金元四大家之一的刘完素认为"五志所发，皆从心造"，以平心火治疗七情内伤的情况。因此，养心有助于情绪的稳定，而调七情也有利于心神的调养。

神伤甚于体伤，养生首重养心。心为君主之官，主明则下安，而心喜静，恬淡虚无、少思寡欲、调和七情、平和乐观都是养心的重要法则。

养生小贴士

苏东坡向他的好朋友吴远游请教养生的方法，得到了两个字"和"和"安"。

吴远游解释说，什么是"和"呢？天地之间有寒有暑，冷热到了极限，可以断胶熔金，但万物并没有因此而患病，是因为气候变化的过程非常缓慢，人们没有觉察，若要是寒暑变化瞬息即至，接连而来，那么人早就灭亡了，"微之至，和之极也"。什么是"安"呢？他曾经坐船从牢山入淮，遇到刮大风，船上的人就好像附在济水的桔槔上一样，跟着上下颠簸，如同踏在车轮上滚动，眩晕，呕吐不止。只有他的饮食起居却和平常一样，并不是有什么奇异的法术，只是不要与之抗争，听任其所为罢了。所以导致我们患病的都不是外在事物。比如饭菜中有虫蛆，看到的人一定会作呕；而那些没看到而食用的人，也没有呕吐。谈到山珍海味，人必定会咽口水；说到粪便污秽就会唾弃，这两者都没有和我们直接接触，唾和咽的行为从哪里产生的呢？究竟是外物，还是自我导致的呢？"知其生于我也，则虽与之接而不变，安之至也"。

最后，吴远游总结说："安则物之感我者轻，和则我之应物者顺，外轻内顺，而生理备矣。"（明·王如锡《东坡养生集·问养生》）

吴远游是苏轼的好友，精于养生，"和"和"安"是他的养生经验总结，言简意赅，其核心思想就是保持内心的安宁、顺应自然，达到身心与外界环境相和谐的境界，才能保养生命，体现了"养生先养心"的思想。

二、学习与巩固

【习题】

1.养心主张"寡欲"，这与我们提倡积极向上的生活态度是否矛盾，为什么？

2.谈谈你对"未事不可先迎，遇事不宜过扰，既事不可留住"的理解，有何养生意义？

3.谈谈你对"静养心神"的理解？

【参考文献】

1.尤乘.寿世青编［M］.北京：中华书局，2013.

2.王如锡.东坡养生集［M］.北京：中华书局，2011.

3.纪宇，颜红，沈莉."心主神明"的内涵和外延浅析［J］.中医杂志，2016，57（10）：819-821.

4.李塈华，文磊.从《黄帝内经》"心""神"关系看先秦黄老道家对中医学的影响［J］.中华中医药杂志，2022，37（2）：673-678.

第十八章　《养生三要》养生经典节选 ▷▷▷▷

　　本文选自《养生三要》（中华书局 2013 版），《养生三要》为清代医家袁开昌所著。袁开昌（1850—1905 年），字昌龄，其平生好读书，深谙经术，擅长眼科、外科，善用火针治疗外症。著有《医门集要》八卷，《养生三要》即为该书首篇力作。

　　本书分为"卫生精义""病家须知""医师箴言"三个部分。内容摘录《黄帝内经》《备急千金要方》等 20 余种著作，及张景岳、李东垣、王孟英等近 30 位医家的相关论述，再附以袁氏本人的心得体会，堪称清代之前养生学的集大成之作。

　　书中"卫生精义"部分阐述养生、延年益寿之道，是袁氏养生思想的代表。提倡慈、俭、和、静，首重治心、养德；强调养生以不伤为本，注意生活细节，认为睡眠、饮食是养生的重要内容；重视精、气、神的调养，尤其是要惜精、保精，反对纵欲、早婚、酒色不节；最后论述优生及小儿调摄，从多个方面体现了"未病先防""善养延年"的预防思想。"病家须知"部分阐述了患者在求医、煎药、服药、忌口等方面需要注意的问题。认为病人要"存退步心"，解除思想负担，端正求医态度，要懂得正确煎药方法、注意服药方法及宜忌，节饮食、养胃气才能有助于康复。"医师箴言"部分对医生的道德品质、服务态度、行医注意事项，乃至读书纲目等提出了要求。医生要读古今医书、兼通术数，要先识药、尝药、制药，看病须细心审视，注重修心养性，以德为先。不仅要医术精湛，更要有仁慈的心和博大的胸怀，才是一名好医生。其子袁阜在文后"跋"中提及"养生三要"名字的由来：昌龄先生言，卫生精义、病家须知、医师箴言都是辑录圣人先贤的有益规劝，"一可治未病，一可治已病，一可治医者之病，诚养生三要也"。

一、《养生三要·贫家有暗合养子之道》解读

【原文】

裴子[(1)]曰：贫家有暗合养子之道，与富家异。盖小儿受病有五：

一曰暖。小儿质禀纯阳⁽²⁾，而火偏胜，保护无容⁽³⁾过暖。礼⁽⁴⁾曰：童子不衣裘裳，此其义也。富家之子，一出母胎，即蒙头裹足，燠⁽⁵⁾室藏之，稍长则未寒先寒，叠加绒纩⁽⁶⁾，更日置之于火，烁其未足之阴，积热⁽⁷⁾之病，从此变生。贫家之子，见薄被单衣，随地而掷，正得抑阳扶阴⁽⁸⁾之至理。

二曰饱。人身肠胃，以清虚⁽⁹⁾为和顺，在小儿则尤要。小儿肠胃柔窄，受盛无多，且不自知饥饱，旋与旋啖⁽¹⁰⁾。而富有之家，则有脂味充盈，恣情多啖，脾胃诸病，从此变生。贫家之子，则无物可食，则食亦清简有常，正得肠胃清虚之至理。

三曰怒。小儿独阳无阴，恒易躁而多怒。惟抑怒可使全阴⁽¹¹⁾。富家之子，骄恣之习，越于恒情⁽¹²⁾，怒动肝木，木旺生风，风木乘脾，惊痫⁽¹³⁾诸病，从此变生。贫家之子，则素居穷蹇⁽¹⁴⁾，无怒敢发，正得抑怒全阴之至理。

四曰遏号⁽¹⁵⁾。谚云：儿号即儿歌。老子云终日号而不哑。则知儿之号，出于不自知、不自识，莫或⁽¹⁶⁾使，犹天籁也，岂有遏之之理。况阳气为小儿偏隆，最多火病，藉此呼号以泄之，不为无益。而富家之父若母者，反生不忍，动以食慰，而遏其号，郁滞⁽¹⁷⁾诸病，从此变生。贫家之子，则听呼号而勿恤，正得顺通天和之至理。

五曰伤药。药乃攻邪物，非养生物也。多服久服，鲜有不致伤生者。富家之子，则不论有病无病，日饵无虚，甚至旦暮更医，乱投汤剂而不知忌，有谓无伤，吾勿信也。贫家不暇求医，无资取药，纵儿有疾，安意⁽¹⁸⁾守之，正得有病不服药为中医⁽¹⁹⁾之至理。《言医》⁽²⁰⁾

【词解】

（1）裴子：明末医家裴一中，字兆期，号复庵居士，海宁（今属浙江省）。世业医，熟谙《灵枢》《素问》及诸家论著，医术精湛，重视调养脾胃，著有《裴子言医》，是一部医案医话类著作。

（2）质禀纯阳：指小儿的体质特点，形容小儿生长发育旺盛、生机蓬勃。表现在病理上，小儿在发病过程中，易化热。

（3）无容：不允许，不让。

（4）礼：《礼记》，成书于汉代，相传为西汉时期礼学家戴圣所著。所引之句出自《礼记·曲礼》，主要讲具体细小的礼仪规范。

（5）燠（yù）：温暖。

（6）绒纩（kuàng）：绒，本义指鸟兽身上的绒毛，在这里指上面有一层绒毛的纺织品；纩，本义指新丝棉絮，后泛指棉絮。

（7）积热：病证名，见于《幼科全书》，指小儿表里遍身俱热，日久不止，颊赤口干，大小便涩。多由于过食乳食肥甘，复因重被厚棉，炉火侵迫所致。

（8）抑阳扶阴：根据阴阳平衡理论，抑制过盛的阳气，扶助阴气，使阴阳达到和谐状态。

（9）清虚：清静虚无。这里指胃肠处于虚空状态。

（10）旋与旋啖：旋，立即、随即；与，给；啖，吃或给人吃。旋与旋啖，形容小儿不知饥饱，只要给就吃。

（11）抑怒可使全阴：肝体阴而用阳，主疏泄、主藏血，在志为怒，与春气相应，主生发。大怒时肝气上逆，血随气行，郁结于上，损伤肝主藏血的功能。节怒，肝的疏泄功能正常，有助于血液和调而身体润泽。

（12）越于恒情：指超过正常。越，超出；恒情，常情。

（13）惊痫：病证名，多见于小儿。一指因受惊而发作的一种病，发作时吐舌、大叫、面色乍红乍白，好像被捕状。一指急惊风，轻者，但身热面赤、睡眠不安、惊惕上窜、不发抽搐者，此名惊；重者，上视身强，手足握拳，发抽搐者，此名痫。另，在唐以前也泛指各种惊风、痫证。

（14）蹇（jiǎn）：穷困。

（15）遏号：阻止大声哭。遏，阻止。号，大声哭。

（16）莫或：莫，表示否定；或，表示有。莫或，指没有，或不存在。它通常用于否定句中，表示某种情况或事物不存在或没有发生。

（17）郁滞：病证名。由于气机不调，脏腑功能失调而致心情抑郁、情绪不宁、胸部满闷、胸胁胀痛，或易怒欲哭，或咽中有异物感等症。

（18）安意：放心、安心。

（19）有病不服药为中医："有病不治，常得中医"，语出《汉书·艺文志》。意思是有病不服药，也可能获得痊愈，如获得中等水平的医生的治疗。

（20）《言医》：裴一中所著《裴子言医》一书，共四卷。初刊于崇祯十七年（1644年），属医话著作。全书未编目录，共有148篇（段）论述，包括各科临床经验之谈和有关临床医学理论，强调一个医生医德的重要性。

【解析】

本篇引用《裴子言医》，以富人和穷人养育孩子方式对比，分析小孩生病的五大原因，揭示正确养护方法。

一暖：小孩子体质纯阳，火气偏旺。富家孩子保暖过度，易积热生病；贫家孩子衣着单薄随意，符合抑阳扶阴理念。

二饱：小儿肠胃宜清虚和顺，且不知饥饱。富家食物丰富，孩子多食易脾胃病；贫家饮食清简规律，契合肠胃养护之道。

三怒：小儿纯阳，怒为阳，抑怒可护阴。富家孩子骄纵易怒，易触动肝木致惊痫；贫家孩子处逆境少怒，符合抑怒全阴的原则。

四遏号：小孩哭号常不自觉，且阳气偏盛易生火病，哭号可泄火。富家父母常以食物抚慰止哭，致郁滞；贫家父母不刻意制止，顺应自然。

五伤药：药是攻邪而非养生之物，多服久服有害。富家孩子不管有病无病常吃药；贫家孩子即便生病，因条件限制少用药，符合有病不服药的理念。

总体而言，穷人养子方式看似出于无奈，却暗合小儿身体特质和养护规律。

【养生应用】

随着社会和经济的发展，人们的生活条件越来越好，"富家"养子也越来越多，《养生三要》中关于小儿养护的论点对我们当代养育儿童仍有一定指导意义。

1. 小儿体质特点

（1）关于"纯阳之体"　我国现存最早的儿科著作《颅囟经》指出："凡孩子三岁以下，呼为纯阳，元气未散。"首次提到了小儿"纯阳之体"的观点，认为3岁以内的小儿禀寿父母元气尚未耗散，生长力旺盛。后世医家对此也多有论述，例如钱乙《小儿药证直诀》中提出"小儿纯阳，无须益火"；《圣济总录·小儿风热》说："小儿体性纯阳，热气自盛"；刘完素在《黄帝素问宣明论方·小儿门》云："大概小儿病者，纯阳，热多冷少"；叶天士《临证指南医案·幼科要略》言："按襁褓小儿，体属纯阳，所患热病最多"；徐灵胎《医学源流论》亦言："小儿纯阳之体，最宜清凉"，皆表明小儿体质特点为"纯阳"。而对于"纯阳"的理解，各位医家观点也不尽相同，归纳起来主要为以下三点：一是象征初生，生长力旺盛，形容生机蓬勃；二是指小儿纯阳之体，有阳无阴，或阳盛阴微，本文即秉承此观点；三是指小儿之病多从阳、从热化。

中医讲求"阴阳平衡"，认为"孤阴不生，独阳不长"，所以小儿的"纯阳之体"，不能简单概括为"阳多阴少"，清代医家陈复正在《幼幼集成》中也纠正说："幼科论证，悉以阳有余阴不足立论，乖误相承，流祸千古，后人误以婴儿为一团阳火，肆用寒凉，伤脾败胃。"我们现多将"纯阳"理解为"生机蓬勃，发育迅速"。而在临床中，也常见小儿由于先天禀赋，或者后天过食零食、煎炸之物、肉类等，导致热盛体质，患病后易呈热象，但不可一概而论。

（2）关于"稚阴稚阳" 对于小儿体质特点，《颅囟经》除了提出"纯阳"理论，亦提到"孩子气脉未调，脏腑脆薄，腠理开疏"，认为小儿脏腑功能薄弱，易被邪气侵袭。钱乙《小儿药证直诀》中也认为"小儿五脏六腑，成而未全，全而未壮"；清代温病学家吴鞠通提出"小儿稚阳未充，稚阴未长也"；叶天士《临证指南医案·幼科要略》亦提到："婴儿肌肉柔脆，不耐风寒，六腑五脏气弱，乳汁难消"；又说"小儿质薄神怯"，均表明小儿无论是在形体还是精神上都处于未成熟的稚嫩阶段，需要注意养护。

（3）关于"五脏有余不足" 明代幼科大家万全，借鉴朱丹溪的"五脏有余不足"理论，概括了小儿"五脏有余不足"的特征，认为小儿常肺、脾、肾不足，心、肝有余。

万全明确指出，所谓"有余""不足"，并非说虚实，而是指小儿的"本脏之气"，即体质特点。其在《育婴家秘·五脏证治总论》提到，小儿肝有余是由于"受气初生，其气方盛，亦少阳之气，方长而未已"，是"阳自然有余也"；心常有余是因"心属火，旺于夏，谓壮火之气也"；而脾不足是因为"水谷未入，脾未用事，其气尚弱，故不足。不足者，乃谷气之自然不足也"；肺不足是因"肺为娇脏，难调而易伤也"；而肾不足是由于"肾主虚者，此父母有生之后，禀气不足之谓也"。

五脏之中，心为阳中之阳，而肝体阴而用阳，心肝脏气偏阳，感邪易热化，出现壮热、神昏等邪气有余之证。小儿不知饥饱，而父母又多娇爱，纵其所欲，往往会导致脾胃虚弱；肺为娇脏，外合皮毛，易感受邪气而受损，同时脾常不足，土不生金，故肺常不足；小儿肾气尚未充盈到一定程度，又生长发育迅速，精气相对不足，他脏有病，稍有不慎，则会累及到肾，导致生长发育障碍，故肾常不足。

2. 小儿养护方法

（1）饱与暖的问题　元代儿科著作《活幼心书》言："四时欲得小儿安，常要三分饥与寒"，所谓的饥与寒，不是不吃、不穿的意思，而是指要节饮食、适寒温，不要太饱、太暖，养护其形体康健。

饮食有节，不可过饱，是因小儿脾胃功能尚未发育完全。脾胃为气血生化之源，小儿生长发育尤其要注意饮食调护，护养脾胃，否则"乳多终损胃，食壅即伤脾"。清·徐春甫在《古今医统大全·幼幼汇集》中提到"吃热吃软吃少则不病，吃冷吃硬吃多则多病"，养护小儿脾胃，就要少吃、吃有温度的、容易消化的食物。现代临床中也多见，小儿由于平时嗜食生冷，或喜食零食，或过饱饮食等，导致脾胃受损而多病，如消瘦、外感、食积发热等。

历代医家亦多认为小儿衣被不可过暖，是从增强小儿的抗邪能力来阐述的，而非文中所提到的"抑阳扶阴"。例如，巢氏《诸病源候论》提到："将养小儿，衣不可太暖，热汗出而虚，风邪易入"；孙思邈《备急千金要方》亦言"凡儿始生，肌肤未成，不可暖衣，暖衣则令筋骨缓弱，宜时见风日，若都不见风日，则令肌肤脆软，便易中伤"；万全的《育婴家秘》也提到"衾厚非为益，衣单正所宜，无风频见日，寒暑顺天时"。小儿除了易伤于热，也易感受寒凉，冷暖不节，均会导致外感的发生。因此，强调"三分寒"是指小儿要多见风日，增强体质，使腠理致密，能够适应外界环境气候的变化；若保暖太过而汗出，则腠理疏泄，易感外邪。

（2）精神情志的问题　虽说小儿少七情内伤所致的疾病，但由于其"质薄神怯"，仍然要注意其心性的修养。

小儿号哭，是情绪宣泄的一种方式，有助于体内气机的调和，无须过度压抑、急于阻止，否则反而会造成气机郁滞，引发身体各种问题。

小儿性情的调养，一是要节怒。若对小儿太过骄纵，使其常怒、脾气急躁，则易导致肝气疏泄太过，损及肝阴；二是要避惊。小儿神气怯弱，若突闻异声，或见异物，最易导致气机逆乱，导致夜啼、手足抽搐等，甚则发为惊痫之证。

（3）小儿用药的问题　小儿气血未充，尤其幼时为身体盛衰的奠基时期，用药尤为慎重，若无明显病症或体质偏颇，多以饮食调护，滋养气血。而就算有病，因小儿元气尚未充盛，亦不可攻伐太过，不能动辄以苦寒之品化痰清火，损伤元阳；以消导之物频频消食导滞，损伤胃气，否则易留后患，要注意中病即止。

养生小贴士

"养子十法":一要背暖,二要肚暖,三要足暖,四要头凉,五要心胸凉,六者勿令忽见非常之物,七者脾胃要温,八者儿啼未定勿便饮乳,九者勿服轻粉朱砂,十者宜少洗浴。

此法见于宋代名医陈文中的《小儿病源方论》。陈文中曾就职于太医局,兼翰林良医,尤其擅长小儿诊疗,其所提出的"养子十法"与本文中提到的"贫家有暗合养子之道"有异曲同工之妙,为后世诸多医家所推崇,对现代儿科保健亦有重要意义。其十法调养要点总结如下。

一是小儿要注意寒温适中,预防疾病。背暖、肚暖、足暖,强调固护小儿阳气;而头部(诸阳之会)、心胸(心属内火)则宜凉,避免火旺扰神。小儿1岁内由于营卫气血、脏腑、筋骨、皮毛等皆未坚固,故不可频频洗浴,以免腠理开泄,感受外邪而致病。

二是要注意心理调护,防止惊吓。小儿初生,脏腑未坚,神气怯弱,易受惊吓,要注意防护,促进小儿身心健康发展。

三是要养护脾胃。小儿脾常不足,尤其忌寒凉生硬之物,注意脾胃要温,促进健康。新生儿悲啼未定时不宜哺乳,否则风冷之气蓄积腹内,亦会损伤脾胃。

四是要谨慎用药。小儿脏腑娇嫩,不可妄用寒凉、峻厉之剂,以免损伤正气而使疾病缠绵不愈,或恶化难治。

二、学习与巩固

【习题】

1.如何理解小儿体质特点"纯阳之体"和"稚阴稚阳"之间的关系?

2.小儿体质特点"五脏有余不足"具体指什么?有何养生意义?

3.你认为小儿养生的核心是什么?为什么?

【参考文献】

1.袁开昌.养生三要[M].北京:中华书局,2013.

2.陈复正.幼幼集成[M].北京:人民卫生出版社,2006.

3. 钱乙. 小儿药证直诀［M］. 北京：中国医药科技出版社，2021.

4. 劳如玉. 小儿体质初探——论"纯阳"和"稚阴稚阳"［J］. 上海中医药杂志，1965（1）：10-14.

5. 鲁明源. 小儿体质特点的传统认识与评析［J］. 山东中医杂志,2013,31（1）：3-4.

6. 崔晓梅，侯江红，陈亚芳. 小儿热盛体质初论［J］. 中医学报,2020,35（5）：941-944.